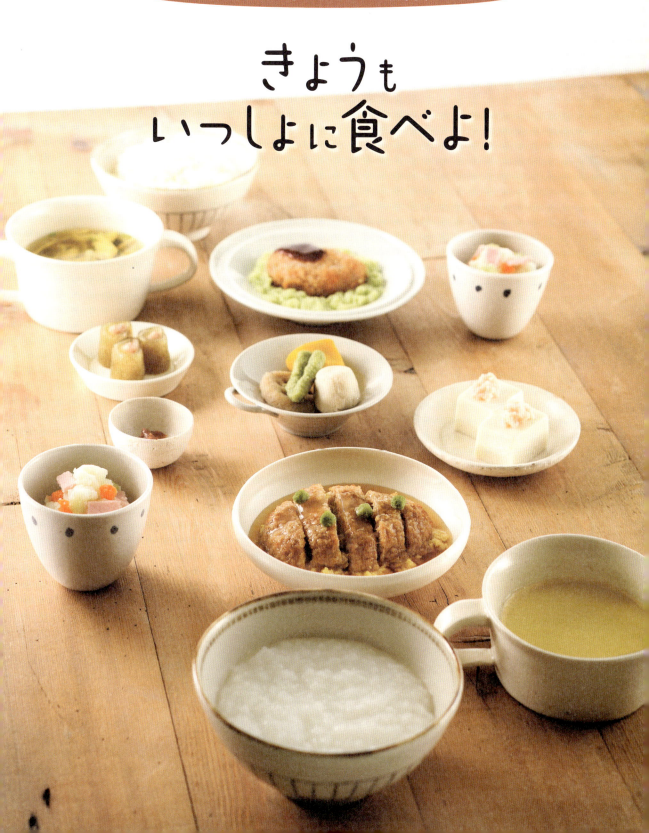

病院の栄養士が考えた おいしい嚥下食レシピ

きょうも いっしょに食べよ!

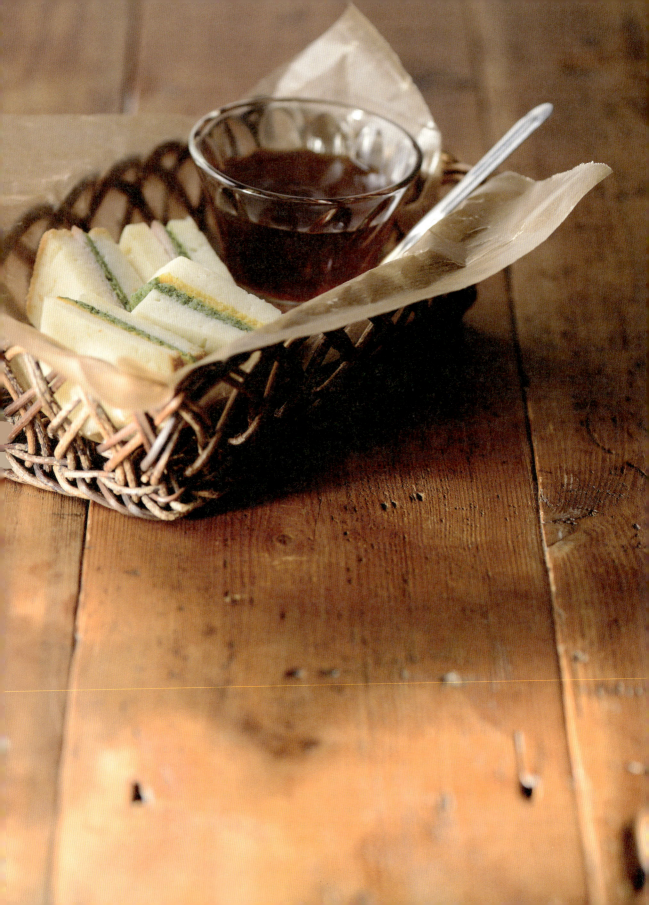

この本は、前書「いっしょに食べよ！」の第2弾です。
「いっしょに食べよ！」では、季節の折々につくる
ちょっとごちそうレシピを紹介しましたが、
今回は、毎日の家族の食事といっしょにつくる嚥下食を
紹介しています。

近くのスーパーで買ってきたお総菜、フリーズドライのスープ、
どんぶりご飯用のレトルト食品、ちょっと意外なコロッケやカツ丼を
嚥下食にアレンジする方法を紹介しています。
アップルパイやマカロン、かき氷や菓子パンなど、
スイーツの好きな方向けのレシピも加えました。

最近、冷凍保存に対応できるアガーが発売されました。
家庭で嚥下食のつくり置きができるようにもなり、
嚥下食もどんどん進化しています。

まずは分量をきちんと計ってつくってください。
だんだん嚥下レベルにあわせてつくる感覚がわかってきて、
気楽につくれるようになります。
食べることは毎日のこと。
食事に楽しく向かえることが一番大事なのですから。
さあ、またきょうもみんなで、いっしょに食べよ！

あかいわチームクッキング

もくじ

この本について

この本はご近所で買える食材と、
ご家庭にある道具を使って、
嚥下の困難な方の食事を作るための
レシピ集です。
下のような嚥下食のレベルを参考に、
召し上がる方にあわせた嚥下食メニューを、
専門職の方にも、またご家庭でも
作っていただきたいと思います。

嚥下食のレベルの見方

嚥下困難な方のための食事レベルとしては、
「日本摂食・嚥下リハビリテーション学会
嚥下調整食分類 2013」
があります（6ページ参照）。
この本では、この分類に準じて
各レシピに食事レベルをあらわしました。

嚥下調整食分類での食事レベル

| 0j | 0t | 1j | 2-1 | 2-2 | 3 | 4 |

基本のレシピ

五分粥／全粥	11
食パン／トースト	13
うどん	14
ホワイトソース	15
しょうゆ	15
魚料理	16
しょうゆの銀あん	16
肉料理	17
トマトソース	17
昆布ペースト	18

作ってみましょう— 主食とおかず

寿司粥	21
祭り寿司	21
巻き寿司	23
赤飯	23
サンドイッチ	24
オムライス	25
天ぷらうどん	27
ラーメン	28
鯵の塩焼き	29
冷や奴	31
卵豆腐	31
昆布のオードブル	33
昆布ゼリー	33
マッシュポテト	35
鮭のクリームソース	35

付け合わせ野菜 …………………… 37	あずきバー ……………………… 68
酢の物 ……………………………… 38	かりんとう ……………………… 69

アレンジしましょう―
お総菜とレトルトのアレンジ

エビフライ ……………………… 40	あんぱん ………………………… 73
トンカツ ………………………… 42	クリームパン …………………… 73
カツ丼 …………………………… 43	ジャムパン ……………………… 73
コロッケ ………………………… 44	ココアムース …………………… 75
鶏の唐揚げ ……………………… 45	黒糖ゼリー ……………………… 75
炊き合わせ ……………………… 46	ネクターゼリー ………………… 75
ミートソース・ドリア ………… 47	マカロン ………………………… 77
おでん …………………………… 49	チョコレート …………………… 78
牛丼 ……………………………… 50	ギモーヴ ………………………… 78
親子丼 …………………………… 51	シュークリーム ………………… 79
ふんわりたまごスープ ………… 52	アップルパイ …………………… 80
完熟栗かぼちゃのポタージュ … 53	紅茶ゼリー ……………………… 82
コーンクリームスープ ………… 53	コーヒーゼリー ………………… 82
	楽酒 ……………………………… 83

ういろう ………………………… 70
桜の琥珀糖 ……………………… 71

楽しみましょう―
デザートと飲みもの

水ようかん（抹茶、ほうじ茶、りんご）………… 65
かき氷 …………………………………………… 67
緑茶かき氷 ……………………………………… 67

おはなし

岡山にお住まいの淑子さんに聞きました―
　うちで、口から、いっしょに食べられるのがいちばんいい
　………………………………………………… 58

コラム
- 嚥下食のレベルについて ………… 6
- レシピを組み合わせて
　　和定食 ………………………… 54
　　モーニングプレート2種 ……… 55
- あかいわチームクッキングの
　嚥下食のためのおすすめ商品一覧 ……… 84
- 嚥下食にするための食材の使い方
　(1) ゼラチン、寒天、アガー ……… 56
　(2) はんぺん、わらびもち粉、
　　　コーンスターチ ……………… 88
- 嚥下食レベル別の料理インデックス ……… 89

嚥下食のレベルについて

学会分類2013（食事）

この「学会分類2013」は日本国内の病院・施設・在宅医療および福祉関係者が共通して使用することを目的とし、コード0からコード4の5段階で食事の分類を示しています。また、食事の名称を「嚥下調整食」としていますが、もっとも重度の機能障害に対応するコード0（ゼリー[0j]およびとろみ[0t]）については、嚥下訓練での導入を目的としているため、「嚥下訓練食品」としています。なお、早見表に示しきれない内容もあるため、かならず解説を熟読してください。

日本摂食・嚥下リハビリテーション学会雑誌
2013年（17巻3号）255頁-267頁
http://www.jsdr.or.jp/wp-content/uploads/file/doc/classification2013-manual.pdf

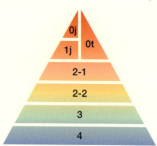

学会分類2013は、概説・総論、学会分類2013（食事）、学会分類2013（とろみ）から成り、それぞれの分類には早見表を作成した。本表は学会分類2013（食事）の早見表である。本表を使用するにあたっては必ず「嚥下調整食学会分類2013」の本文を熟読されたい。なお、本表中の【　】表示は、本文中の該当箇所を指す。

学会分類2013（食事）早見表

コード【I-8項】		名称	形態
0	j	嚥下訓練食品0j	均質で、付着性・凝集性・かたさに配慮したゼリー 離水が少なく、スライス状にすくうことが可能なもの
0	t	嚥下訓練食品0t	均質で、付着性・凝集性・かたさに配慮したとろみ水 （原則的には、中間のとろみあるいは濃いとろみ*のどちらかが適している）
1	j	嚥下調整食1j	均質で、付着性、凝集性、かたさ、離水に配慮したゼリー・プリン・ムース状のもの
2	1	嚥下調整食2-1	ピューレ・ペースト・ミキサー食など、均質でなめらかで、べたつかず、まとまりやすいもの スプーンですくって食べることが可能なもの
2	2	嚥下調整食2-2	ピューレ・ペースト・ミキサー食などで、べたつかず、まとまりやすいもので不均質なものも含む スプーンですくって食べることが可能なもの
3	3	嚥下調整食3	形はあるが、押しつぶしが容易、食塊形成や移送が容易、咽頭でばらけず嚥下しやすいように配慮されたもの 多量の離水がない
4	4	嚥下調整食4	かたさ・ばらけやすさ・貼りつきやすさなどのないもの 箸やスプーンで切れるやわらかさ

日本摂食・嚥下リハビリテーション学会雑誌2013年（17巻3号）255頁-267頁より転載

嚥下機能障害に配慮した食事の分類として、
「日本摂食・嚥下リハビリテーション学会嚥下調整食分類2013」(以下「学会分類2013」)があります。
食事の分類およびとろみの段階分類を示したもので、
それぞれ「学会分類2013(食事)」と「学会分類2013(とろみ)」としています。

目的・特色	主食の例	必要な咀嚼能力【I-10項】	他の分類との対応【I-7項】
重度の症例に対する評価・訓練用 少量をすくってそのまま丸呑み可能 残留した場合にも吸引が容易 たんぱく質含有量が少ない		(若干の送り込み能力)	嚥下食ピラミッドL0 えん下困難者用食品許可基準Ⅰ
重度の症例に対する評価・訓練用 少量ずつ飲むことを想定 ゼリー丸呑みで誤嚥したりゼリーが口中で溶けてしまう場合 たんぱく質含有量が少ない		(若干の送り込み能力)	嚥下食ピラミッドL3の一部(とろみ水)
口腔外で既に適切な食塊状となっている(少量をすくってそのまま丸呑み可能) 送り込む際に多少意識して口蓋に舌を押しつける必要がある 0jに比し表面のざらつきあり	おもゆゼリー、ミキサー粥のゼリーなど	(若干の食塊保持と送り込み能力)	嚥下食ピラミッドL1・L2 えん下困難者用食品許可基準Ⅱ UDF区分4(ゼリー状) (UDF:ユニバーサルデザインフード)
口腔内の簡単な操作で食塊状となるもの(咽頭では残留、誤嚥をしにくいように配慮したもの)	粒がなく、付着性の低いペースト状のおもゆや粥	(下顎と舌の運動による食塊形成能力および食塊保持能力)	嚥下食ピラミッドL3 えん下困難者用食品許可基準Ⅱ・Ⅲ UDF区分4
	やや不均質(粒がある)でもやわらかく、離水もなく付着性も低い粥類	(下顎と舌の運動による食塊形成能力および食塊保持能力)	嚥下食ピラミッドL3 えん下困難者用食品許可基準Ⅱ・Ⅲ UDF区分4
舌と口蓋間で押しつぶしが可能なもの 押しつぶしや送り込みの口腔操作を要し(あるいはそれらの機能を賦活し)、かつ誤嚥のリスク軽減に配慮がなされているもの	離水に配慮した粥など	舌と口蓋間の押しつぶし能力以上	嚥下食ピラミッドL4 高齢者ソフト食 UDF区分3
誤嚥と窒息のリスクを配慮して素材と調理方法を選んだもの 歯がなくても対応可能だが、上下の歯槽堤間で押しつぶしあるいはすりつぶすことが必要で舌と口蓋間で押しつぶすことは困難	軟飯・全粥など	上下の歯槽堤間の押しつぶし能力以上	嚥下食ピラミッドL4 高齢者ソフト食 UDF区分2およびUDF区分1の一部

*上記0tの「中間のとろみ・濃いとろみ」については、学会分類2013(とろみ)を参照
本表に該当する食事において、汁物を含む水分には原則とろみを付ける【I-9項】。
ただし、個別に水分の嚥下評価を行ってとろみ付けが不要と判断された場合には、その原則は解除できる。
他の分類との対応については、学会分類2013との整合性や相互の対応が完全に一致するわけではない【I-7項】。

学会分類 2013（とろみ）

「学会分類 2013（とろみ）」では、嚥下障害者のためのとろみ付きの液体を、「薄いとろみ」「中間のとろみ」「濃いとろみ」の 3 段階で表示しています。とろみを付ける際には、市販のとろみ調整食品を利用します。

学会分類 2013（とろみ）早見表

	段階 1 薄いとろみ 【Ⅲ-3項】	段階 2 中間のとろみ 【Ⅲ-2項】	段階 3 濃いとろみ 【Ⅲ-4項】
英語表記	Mildly thick	Moderately thick	Extremely thick
性状の説明 （飲んだとき）	「drink」するという表現が適切なとろみの程度 口に入れると口腔内に広がる液体の種類・味や温度によっては、とろみが付いていることがあまり気にならない場合もある 飲み込む際に大きな力を要しない ストローで容易に吸うことができる	明らかにとろみがある感じがありかつ、「drink」するという表現が適切なとろみの程度 口腔内での動態はゆっくりですぐには広がらない 舌の上でまとめやすい ストローで吸うのは抵抗がある	明らかにとろみが付いていて、まとまりがよい 送り込むのに力が必要 スプーンで「eat」するという表現が適切なとろみの程度 ストローで吸うことは困難
性状の説明 （見たとき）	スプーンを傾けるとすっと流れ落ちる フォークの歯の間から素早く流れ落ちる カップを傾け、流れ出た後には、うっすらと跡が残る程度の付着	スプーンを傾けるととろとろと流れる フォークの歯の間からゆっくりと流れ落ちる カップを傾け、流れ出た後には、全体にコーティングしたように付着	スプーンを傾けても、形状がある程度保たれ、流れにくい フォークの歯の間から流れ出ない カップを傾けても流れ出ない （ゆっくりと塊となって落ちる）
粘度（mPa·s） 【Ⅲ-5項】	50-150	150-300	300-500
LST 値（mm） 【Ⅲ-6項】	36-43	32-36	30-32

学会分類 2013 は、概説・総論、学会分類 2013（食事）、学会分類 2013（とろみ）から成り、それぞれの分類には早見表を作成した。
本表は学会分類 2013（とろみ）の早見表である。本表を使用するにあたっては必ず「嚥下調整食学会分類 2013」の本文を熟読されたい。
なお、本表中の【　】表示は、本文中の該当箇所を指す。

粘度：コーンプレート型回転粘度計を用い、測定温度 20℃、ずり速度 50 s^{-1} における 1 分後の粘度測定結果【Ⅲ-5項】。
LST 値：ラインスプレッドテスト用プラスチック測定板を用いて内径 30 mm の金属製リングに試料を 20 ml 注入し、30 秒後にリングを持ち上げ、30 秒後に試料の広がり距離を 6 点測定し、その平均値を LST 値とする【Ⅲ-6項】。
注 1. LST 値と粘度は完全には相関しない。そのため、特に境界値付近においては注意が必要である。
注 2. ニュートン流体では LST 値が高く出る傾向があるため注意が必要である。

日本摂食・嚥下リハビリテーション学会雑誌 2013 年（17 巻 3 号）255 頁-267 頁より転載

本書での嚥下食のレベル

本書では6~7ページの「学会分類2013（食事）」に準じて、各レシピの嚥下食レベルをあらわしました。

0j	嚥下訓練食品 0j
0t	嚥下訓練食品 0t
1j	嚥下調整食　1j
2-1	嚥下調整食　2-1
2-2	嚥下調整食　2-2
3	嚥下調整食　3
4	嚥下調整食　4

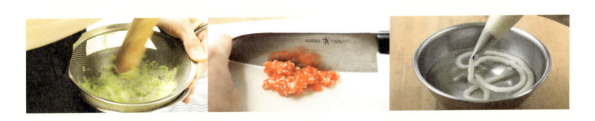

基本のレシピ

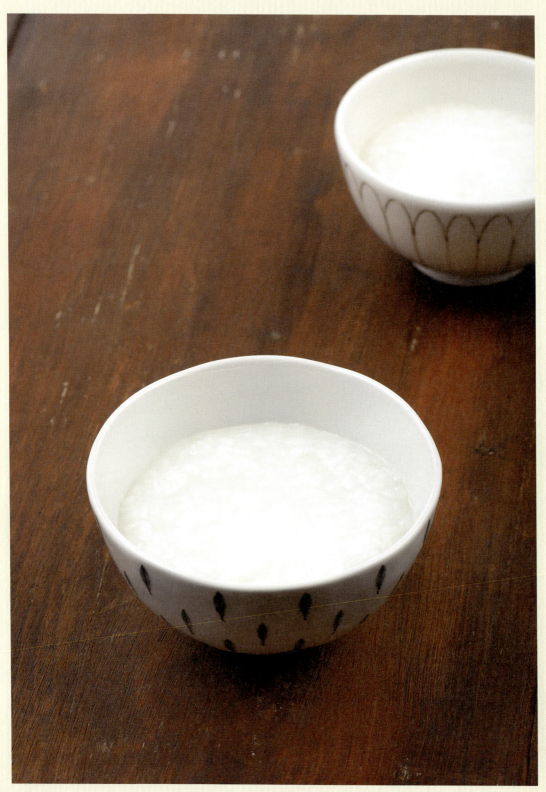

五分粥 3 / 全粥 4

炊飯器を使ったお粥の炊き方です。3回くり返して炊くことで、柔らかくとろみのあるお粥ができあがります。冷凍保存もできるので、多めに炊いておくと便利です。

材料

五分粥（できあがり 800g）
- 米……80g（½カップ）
- 水……1000cc

全粥（できあがり 400g）
- 米……80g（½カップ）
- 水……500cc

《お米から作る場合》
1. 洗った米と水を炊飯釜に入れ、炊飯器の「粥モード」で炊く。
2. 炊きあがったら、炊飯釜にラップをかけて少し冷まし（写真）、ラップを外して同じようにもう一度炊く。
3. 2をもう一度くり返す。

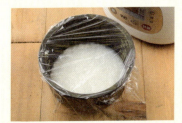

材料

五分粥（できあがり 300g）
- 冷やごはん……100g
- 水……250cc

全粥（できあがり 200g）
- 冷やごはん……100g
- 水……125cc

《冷やごはんから作る場合》
作り方は上記を参照。

- 炊飯器は圧力のかかる3合炊きが使いやすいです。
- 一度炊いた後は、炊飯釜が冷えないとスイッチが入りません。炊飯釜を冷ますあいだは、水分がとばないようラップをかけておきます。
- 時間がない場合は、1度炊いた後、1時間以上保温すれば柔らかくなります。
- 3回炊いても飲み込みづらい場合は、裏ごししてください。
- 多めに炊いて冷凍保存することもできます。少し冷めてから容器や食品用保存袋などで1食分ずつに分けて保存します。冷蔵庫で自然解凍し、レンジで温めればさらに柔らかくなります。

材料

五分粥（できあがり 130g）
- 米……大さじ1
- 水……大さじ10

全粥（できあがり 65g）
- 米……大さじ1
- 水……大さじ5

《家族のご飯といっしょに炊く場合》
陶器のコップに、お粥用に洗った米と水を入れる。家族のご飯を炊くときに、炊飯釜の真ん中にコップを置き、「炊飯モード」で炊く。

- 陶器のコップは、真っ直ぐなものが適していますが、耐熱容器でも作れます。市販の離乳食用調理セット（86ページ参照）も便利です。
- 飲み込みづらい場合は、すり鉢でするか裏ごししてください。
- 冷凍保存もできます。

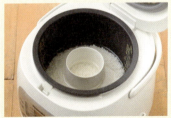

基本のレシピ

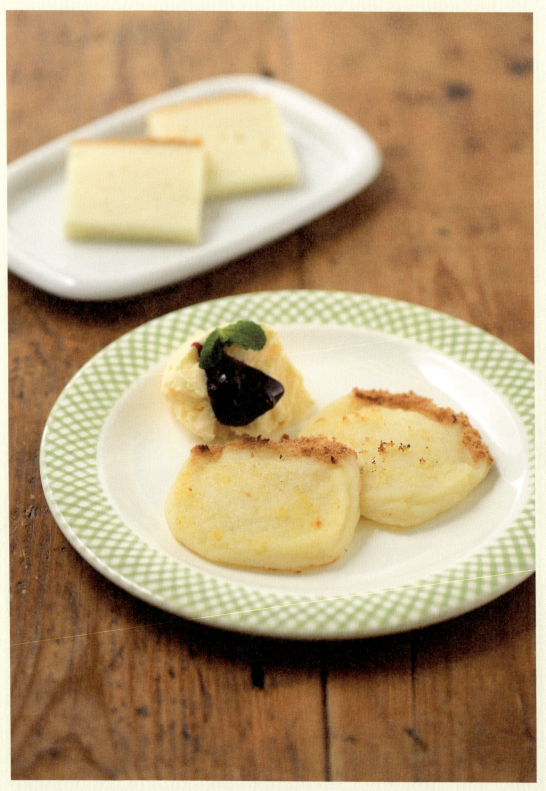

食パン 3

アガーを使って飲み込みやすくします。冷凍対応のイナアガーFを使っているので、冷凍保存もできます。
バターやマーガリンが熱いうちに食べると口溶けがよいので、
食べる直前にトースターやレンジで加熱します。

材料（4人分）

- 食パン……1枚（6枚切り）
- グラニュー糖……小さじ1
- イナアガーF（84ページ参照）
    ……小さじ1
- 水……50cc
- 牛乳……50cc
- バター……10g

トースト

- バターまたはマーガリン……適量
- メープルシロップ、ジャム、
    アイスクリームなど……適量

1. 食パンを白い部分と耳に分け、それぞれ別にミキサーにかける。耳は鍋で軽くローストする（写真左）。
2. 鍋にグラニュー糖とイナアガーFを入れ、よく混ぜる。水を加えて火にかけ、よく溶かす。
3. 軽く沸騰したら牛乳とバターを加え、ひと煮立ちさせてから火を止める。1のミキサーにかけたパンの白い部分をふり入れ、粘り気がでないようにさっくり混ぜる。
4. 長方形のシリコーン型に入れ（写真中央）、1のローストしたパンの耳をふりかけ、冷蔵庫で1時間冷やし固める。
5. 固まったら容器から取り出し、食べやすい大きさに切り分け、冷蔵庫で保存する。

トースト

食べる前に冷蔵庫から取り出し、溶かしたバターまたはマーガリンを塗り、トースターで焼く。または、電子レンジで10秒加熱し、メープルシロップやジャム、アイスクリームを添える。

- 1の食パンの白い部分もローストすると、より香ばしくできあがります。
- ローストする際は、焦げ目がつく手前で火を止め、他の容器に移しておきます。鍋に入れたままだと予熱で焦げてしまうので注意。
- 冷凍保存もできます。食べる前に冷蔵庫で自然解凍してください。
- 市販のスプレッドを塗ってもおいしいです。「チーズがこんがりソフト」（明治）（写真右）などがおすすめ。

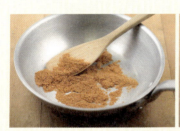

パンの耳のロースト加減

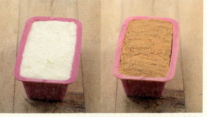

生地をシリコン型に入れ（左）、
パンの耳のローストをふりかける（右）

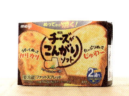

明治ぬってから焼く！
チーズがこんがりソフト
（株式会社 明治）

基本のレシピ

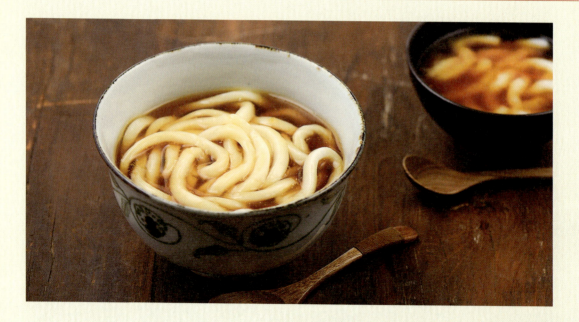

うどん 4

炊飯器でうどんを炊くと、柔らかく飲み込みやすくなります。3回くり返して炊いたほうが柔らかくできあがりますが、時間のない場合は1度炊いてそのまま炊飯器で保温して仕上げることもできます。

材料（2人分）

- ゆでうどん（市販品）……100g
- 水……250cc

かけうどん
- 濃縮めんつゆ……適量
- 水……適量
- 片栗粉……適量
- 水……適量

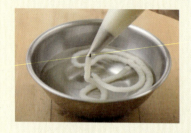

《3度炊き》

1. うどんと水を炊飯釜に入れ、炊飯器の「粥モード」で炊く。
2. 炊きあがったらラップをかけて炊飯釜を少し冷まし、炊飯釜が冷めたら同じようにもう一度炊く。
3. 2をもう一度くり返す。

《1度炊き》

1. うどんと水を炊飯釜に入れ、炊飯器の「粥モード」で炊く。
2. そのまま炊飯器で3〜5時間保温する。舌でつぶせるくらいの柔らかさになるが、飲み込みづらい場合は裏ごしして、しぼり袋でうどんの形にしぼり出す（写真）。

かけうどん

鍋にめんつゆと指定の分量の水を入れて火にかけ、水溶き片栗粉でとろみをつける。湯切りしたうどんにかける。

- うどんは袋入りのゆでうどん（できれば加工でんぷんが入っていないもの）を使ってください。冷凍うどんはこしが強いので、仕上がりが固めになります。
- 炊きあがったうどんは、水分を切ってから冷凍保存することもできます。解凍するときは、レンジを使えばさらに柔らかくなります。解凍せずに、そのままだし汁で煮込むこともできます。
- 片栗粉でとろみを付けた汁は、唾液と混ざるととろみ加減がゆるくなってきます。水分で誤嚥する場合は、市販のとろみ調整食品を使ってください。

うどん・ホワイトソース・しょうゆ

ホワイトソース

■材料

水……180cc
牛乳……30cc
シチュールー（市販品）
　……25～30g
グラニュー糖……ひとつまみ
（白ワイン……小さじ ½）

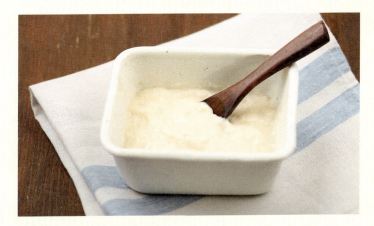

鍋に熱湯を沸かし、シチュールーを溶かす。牛乳を加えてひと煮立ちさせ、グラニュー糖を入れて底から木べらでしっかり混ぜ、火を止める。お好みで白ワインを加える。

- マッシュポテト（35ページ参照）などに加えると、まとまりがよくなります。
- コロッケ（44ページ参照）の具に混ぜるとクリームコロッケが作れます。

しょうゆ

■材料

A ┏ 砂糖……5g
　┃ イナアガー F（84ページ参照）
　┃ 　……6g
　┗ 寒天……1g
　　しょうゆ……200cc

しっかり型抜きする場合

A ┏ 砂糖……10g
　┃ イナアガー F（84ページ参照）
　┃ 　……5g
　┗ 寒天……2g
　　しょうゆ……200cc

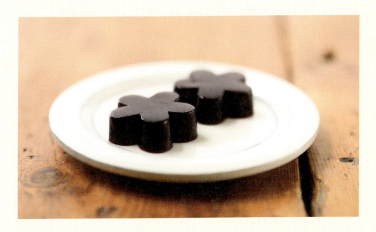

1. 鍋にAを入れ、よく混ぜる。しょうゆを加えて混ぜ、火にかけて軽く沸騰させる。
2. 粗熱を取って型に流し入れ（写真）、冷蔵庫で冷やし固める。固まったら型から抜き、冷凍庫で保存する。

- 型に入る分量を計っておけば、1個分の塩分量が把握できます。
- だし入りしょうゆで作ると、煮物などを作るときに便利に使えます。

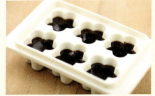

基本のレシピ　15

基本のレシピ

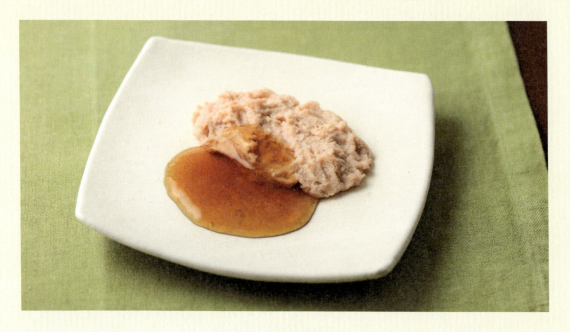

魚料理 3　しょうゆの銀あん

魚は好みの方法で調理し、はんぺんと合わせてすり鉢でなめらかにすることで、
栄養価を保ったまま飲み込みやすくできます。

■材料（1人分）

調理した魚……20g
はんぺん……20g
（だし汁……小さじ1〜2）

しょうゆの銀あん

だし汁（カツオ・昆布のみ）……50cc
砂糖……小さじ1
しょうゆ……小さじ2
［片栗粉……小さじ1
　水……大さじ1］

1. 魚の骨を取り除きながら身をほぐし、はんぺんといっしょに包丁で細かく刻む。
2. すり鉢またはミキサーに 1 を入れ、なめらかにする。固い場合はだし汁を加える。形を整えて皿に盛る。

- 焼き魚だけでなく、煮魚やレトルト、缶詰などにも応用できます。
- 魚は身離れのよいもの、骨がない、または骨の外れやすいもの（鮭、サワラ、タラ、カレイ、赤魚など）が適しています。脂が少ない場合は、サラダ油やオリーブオイルを加えてください。
- はんぺんは「紀文」のものが使いやすいです（12等分で10g、85ページ参照）。冷凍品はふわふわ感に欠けるので、冷蔵品がおすすめ。はんぺんに味が付いているので、銀あんの量は味をみながら調節してください。
- 銀あんの量を増やすと、よりなめらかで食べやすくなります。

しょうゆの銀あん

鍋にだし汁を入れて沸騰させ、砂糖としょうゆを加える。かき混ぜながら水溶き片栗粉を加え、とろみをつける。

- 魚や肉など、何にでも使えます。
- 片栗粉は唾液と混ざるととろみ加減がゆるくなってくるので注意してください。食べるときに銀あんを魚と混ぜ込むと、とろみがゆるくなり過ぎるのを防げます。

魚料理・銀あん・肉料理・トマトソース

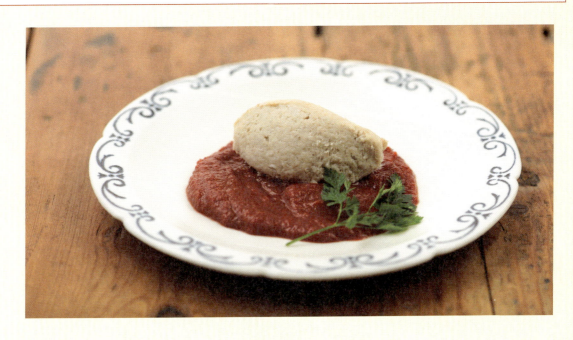

肉料理 3　トマトソース

肉は、"焼く"、"煮る"、"蒸す"、"炒める"、"揚げる" などの方法で調理し、はんぺんと合わせてすり鉢でなめらかにすることで、栄養価を保ったまま飲み込みやすくできます。

材料（1人分）

調理した肉（豚、鶏、牛など）
　……20g
はんぺん……10g
（だし汁……小さじ1～2）

トマトソース
玉ねぎ……½個
オリーブ油……適量
トマト（完熟または缶詰）……400g
タイム、ローリエ……適量
グラニュー糖……少々
塩、こしょう……適量

1. 肉を好みの方法で調理し、はんぺんといっしょに包丁で細かく刻む。
2. すり鉢またはミキサーに 1 を入れ、なめらかにする。固い場合は、だし汁を加える。
3. 形を整えて、器に盛りつける。

トマトソース

1. 玉ねぎは薄切りにして耐熱容器に入れ、ラップをかけて電子レンジで30秒加熱する。鍋にオリーブ油を熱し、玉ねぎをあめ色になるまで炒める。
2. 1 にトマトを加え、ひと煮立ちしたらミキサーにかけて裏ごしする。鍋に戻し、タイム、ローリエ、グラニュー糖、塩、こしょうを加えて煮詰める。

- 少し固めに煮詰めると、他のソースと混ぜやすいです。
- 玉ねぎは市販品を使うと便利です。

基本のレシピ　17

羅臼昆布で作る、とろみのつくペースト

羅臼昆布は、風味が良く、粘りが多いのが特徴です。羅臼昆布のペーストを使えば、薄いとろみのついたおいしいだし汁が簡単に作れます。

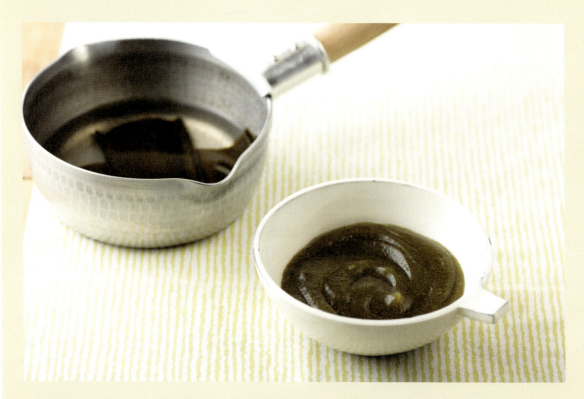

昆布ペースト 2-2

■ 材料 (できあがり220g)

- 羅臼昆布……20g
- 水……200cc

鍋に水を入れ、小さく切った昆布を入れて30分ほどふやかす(**写真上**)。弱火にかけ、あくを取りながら煮る。柔らかくなったら火から下ろし、粘りが出るまでミキサーにかける。

- だし汁として使用でき、薄いとろみがつきます。
- お湯150ccに味噌10gを溶かし、昆布ペースト小さじ1を加えれば即席のみそ汁になります(**写真左**)。
- お粥に昆布ペーストと塩を混ぜると食欲が増します。
- 昆布の粒が気になる場合は、裏ごししてください。

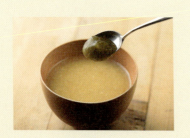

羅臼昆布は下記ウェブサイトで販売
羅臼漁業協同組合直営店 海鮮工房　http://www.jf-rausu.jp/

作ってみましょう―
主食とおかず

身近な材料と道具でも、おいしくて安全な嚥下食が作れます。
家族の食事の材料から取り分けて、飲み込みやすく仕上げればOK。
好みにあわせて材料や味付けを調節すれば、食も進みます。

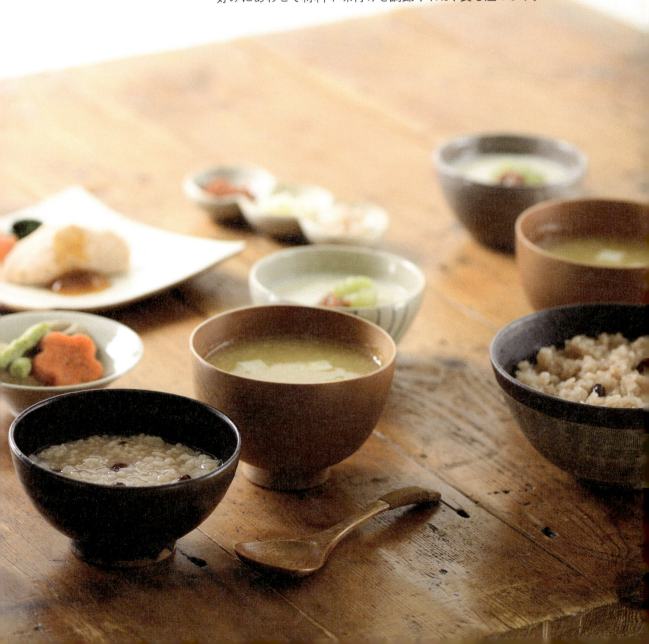

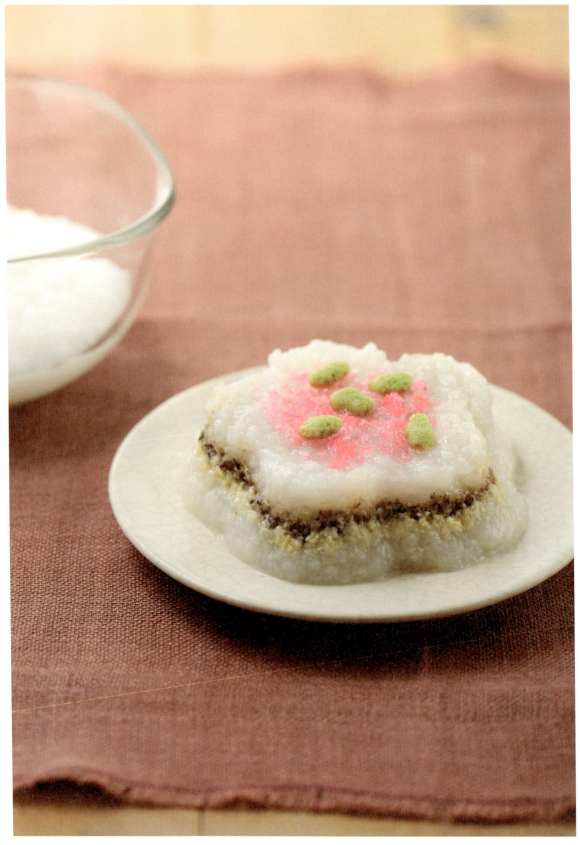

寿司粥 3

材料（2人分）

- 冷やごはん……100g
- 水……250cc
- だし昆布……5cm角1枚

A
- 粉寒天……2g
- 水……20g

すし酢
- 砂糖……60g
- 酢……大さじ2
- 塩……小さじ¼

1. すし酢の材料を混ぜ合わせておく。炊飯釜に冷やごはんと水、だし昆布を入れて、「粥モード」で炊く。
2. 炊きあがったらラップをかけて少し冷まし、同じようにもう一度炊く。
3. だし昆布を取り出してそのまま冷まし、混ぜ合わせたAを加えて混ぜ、同じように炊く。
4. 炊きあがったらすし酢を加えて混ぜる。

- 炊飯器は、圧力のかかる3合炊きが使いやすいです。
- 一度炊いた後は、炊飯釜が冷えないとスイッチが入りません。炊飯釜を冷ますあいだは、水分がとばないようラップをかけておきます。
- 盛りつけるまでに時間がかかる場合は、固まらないように保温してください。
- 少し固めの仕上がりですが、口溶けはよいです。

祭り寿司 3

材料（1人分）

- 寿司粥……80g
- 干ししいたけ……10g
- 水……200cc
- しょうゆ……小さじ½
- 砂糖……大さじ1
- 高野豆腐……8g
- だし汁……200cc
- 砂糖……小さじ1
- 薄口しょうゆ……小さじ½
- 枝豆……40g
- 桜でんぶ……適量

[下準備]
本ページ上部の寿司粥を炊く。

1. 干ししいたけを200ccの水でもどし、もどし汁ごと鍋に移してしょうゆ、砂糖とともに汁気がなくなるまで弱火で煮る。煮込んだしいたけを取り出して4つに切り、ミキサーでペースト状にし、さらに粒がなくなるまですり鉢でよくする。
2. 高野豆腐をひたひたの水（分量外）でもどし、よく洗って水分をきる。鍋に入れ、だし汁で柔らかくなるまで煮る。砂糖と薄口しょうゆを加えて、汁気がなくなるまで煮詰める。ミキサーでペースト状にし、さらに粒がなくなるまですり鉢でよくする。
3. 枝豆は外皮と中の薄皮をむいて、塩水（分量外）でゆでて裏ごしする。
4. 寿司粥、1のしいたけ、2の高野豆腐、寿司粥の順に重ねて、型で抜く、または四角く切り分ける。上に3の枝豆のペーストと桜でんぶをかざる。

アレンジ

炒り玉子（巻き寿司[23ページ]参照）、ウニ、細かく刻んだマグロなどを飾り付けると豪華に楽しめます。

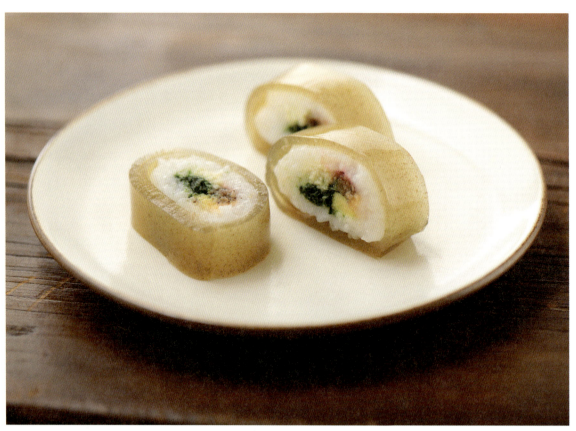

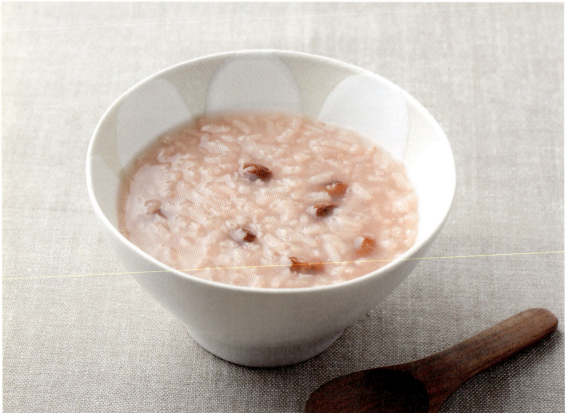

22 主食

巻き寿司 3

材料（4人分）

寿司粥（21ページ参照）……適量

具材
- 卵……1個
- だし汁……大さじ2
- 塩……少々
- 高野豆腐（21ページ参照）……適量
- 干ししいたけ（21ページ参照）……適量
- ほうれん草（37ページ参照）……適量
- 桜でんぶ……適量

巻海苔
- 昆布ペースト（18ページ参照）……50g
- 水……50cc
- A
  - 砂糖……10g
  - イナアガーL（84ページ参照）……5g
  - 粉寒天……1g

アレンジ
すり鉢でよくすれば、お好みの具材でも作れます。

[下準備]
- 21ページを参照し、寿司粥を炊く
- 18ページを参照し、昆布ペーストを作る

具材
1. 祭り寿司（21ページ）を参照し、高野豆腐、しいたけを作る。付け合わせ野菜（37ページ）を参照して、ほうれん草を準備する。
2. 炒り玉子を作る。鍋に卵を割入れ、だし汁、塩を加えて極弱火にかけ、泡立て器で混ぜながら炒る。数分経つと固まりができてくるのでさらに細かくかき混ぜ、炒り玉子にする。

巻海苔
1. 鍋にAを入れてよく混ぜる。水を加えてよく溶かし、火にかけて軽く沸騰させてから火を止める。昆布ペーストを加えて混ぜる。
2. ラップを敷いたバットに1を流して薄くのばし（**写真上**）、冷蔵庫で1時間冷やし固める。

巻き寿司
1. 巻海苔に寿司粥を広げ、具材を置く。具材が真ん中になるようにラップごと巻いていき（**写真下**）、巻き終わったら少し押さえて落ち着かせる。ラップを外して切り分け、皿に盛りつける。

・巻海苔は薄いほうが巻きやすいので、薄くのばしてください。
・お好みで昆布だしにしょうゆ小さじ1を加えると味が引きしまります。

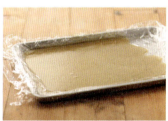
巻海苔の生地をバットに流し入れる

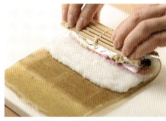
巻海苔、寿司粥、具材を重ねて巻く

赤飯（五分粥） 3

材料（2人分）

- 市販の赤飯……100g
- 水……250cc

1. 赤飯のごまを取り、水とともに炊飯釜に入れて、炊飯器の「粥モード」で炊く。
2. 炊きあがったら炊飯釜にラップをかけて少し冷まし、同じようにもう一度炊く。
3. 2をもう一度くり返す。

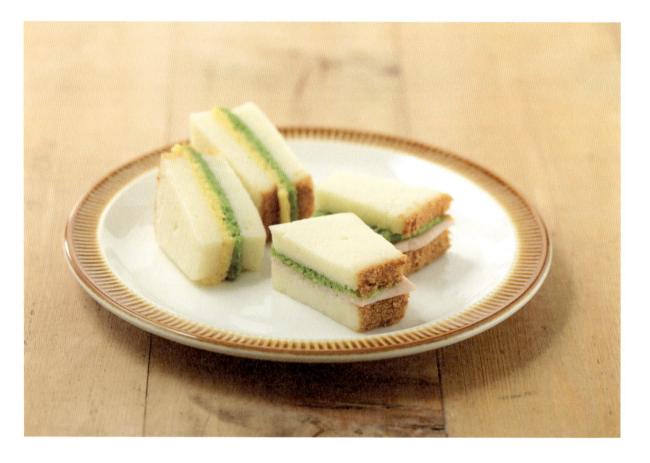

サンドイッチ 4

基本の食パンを使って作ります。
野菜がいっしょに摂れるのもポイントです。

■ 材料（4人分）

- 食パン（13ページ参照）……薄切り4枚
- マーガリン……適量
- ┌ 卵（Mサイズ）……1個
- └ 水……大さじ2
- マヨネーズ……適量
- ┌ ハム……20g
- └ はんぺん……10g
- ブロッコリー（37ページ参照）……適量

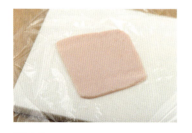

1 食パン（13ページ参照）を**5**まで作って薄切り4枚を用意し、電子レンジで10秒加熱する。片面ずつマーガリンを塗る。

2 鍋に卵を割り入れ、水を加えて火にかける。泡立て器で混ぜながら水分を飛ばし、ふわふわの炒り玉子にしてマヨネーズで和える。

3 ハムとはんぺんをすり鉢でよくすり、パンと同じ大きさになるようラップの上に薄くのばす（**写真**）。37ページを参照してブロッコリーを準備し、ハムと同様に薄くのばす。

4 1の食パン2枚に、それぞれ**2**の玉子と**3**のハム、ブロッコリーをのせる。残りの食パンを上からかぶせて軽く押さえ、食べやすい大きさに切って皿に盛る。

・玉子が固くなった場合は、裏ごししてマヨネーズで和えて固さを調節してください。

アレンジ

少し焼き色を付けてホットサンドにしてもおいしいです。すり鉢でよくすれば、お好みの具材でも作れます。

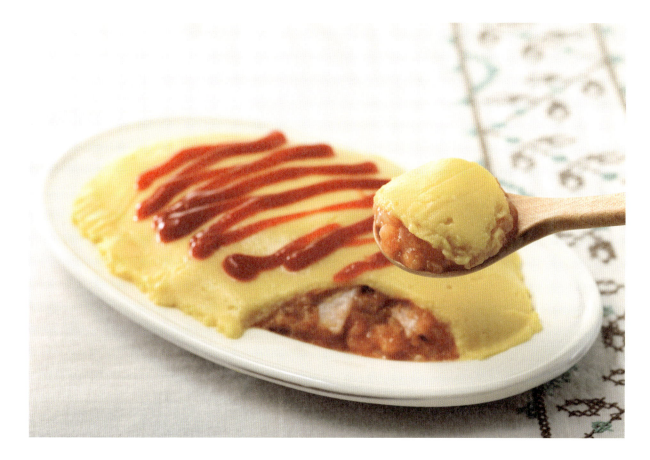

オムライス 3

全粥を使ったオムライスです。卵はコーンスターチを加えて、飲み込みやすく仕上げます。市販のデミグラスソースをかけても、おいしいです。

材料（2人分）

- 卵（Mサイズ）……1個
- ┌ コーンスターチ……小さじ1
- └ 水……大さじ2
- 塩……少々
- 全粥（11ページ参照）……100g
- A ┌ ケチャップ……大さじ1
-    │ コンソメ（固形タイプ）……½個
-    │ 砂糖……小さじ½
-    │ 塩……少々
-    └ こしょう……少々
- ハム（24ページ参照）……30g
- 玉ねぎ（37ページ参照）……20g
- バター……小さじ1

1. 鍋に卵を割り入れ、水で溶いたコーンスターチと塩を加えて混ぜる。
2. 火にかけ、泡立て器でかき混ぜながら水分をとばす。まとまったら火を止めて粗熱を取り、ラップの上に丸く広げて冷蔵庫で10分冷やす。
3. サンドイッチ（24ページ）と付け合わせ野菜（37ページ）を参照し、ハムと玉ねぎを準備する。
4. 全粥（11ページ参照）を炊く。Aを加えて混ぜ、1時間蒸らす。3のハムと玉ねぎ、バターを加え、さっくり混ぜる。
5. 皿に3のケチャップライスを盛り、2の玉子をかぶせて包み込むように形を整える。ケチャップ（分量外）をかける。

・卵はもったりするまでよくかき混ぜてください。焦げやすいので、加熱するときは手早く調理します。

主食

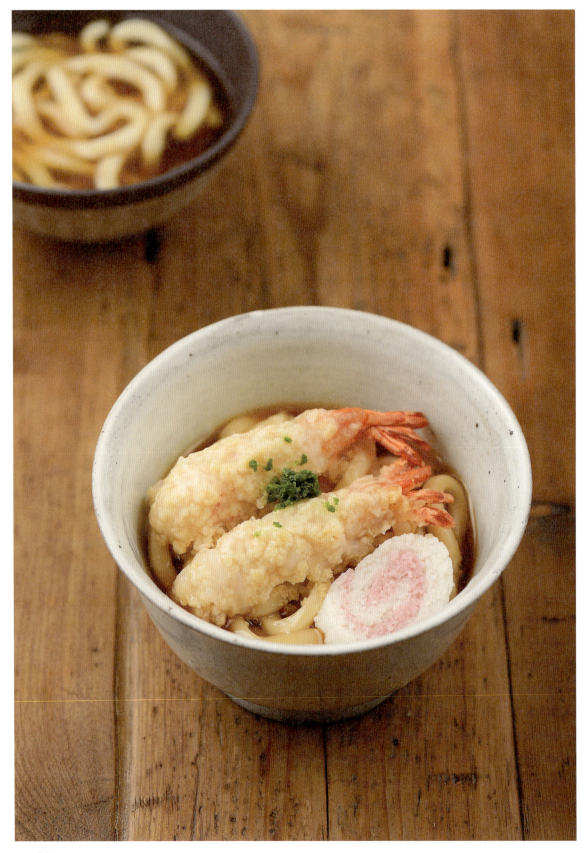

26 主食

天ぷらうどん 4

基本のうどんを使ったアレンジです。飲み込みやすく調理したお総菜のえびの天ぷらと、かまぼこで作ったなると巻きを飾ります。

材料（2人分）

うどん（14ページ参照）……1袋分
ねぎ（薬味）……適量

えびの天ぷら

A
- えびの天ぷら（市販の総菜）……1尾
- はんぺん……えびの身と同量
- だし汁……100cc
- わらびもち粉……小さじ1
- コーンスターチ……小さじ1

なると巻き

- 紅白かまぼこ……100g
- はんぺん……50g

つゆ

B
- だし汁……300cc
- しょうゆ……大さじ1
- みりん……大さじ½
- 塩……小さじ½
- コーンスターチ……大さじ1
- わらびもち粉……大さじ1

［下準備］

● 14ページを参照して、1度炊きのうどんを作り、食べやすい長さに切っておく
● ねぎはみじん切りにする

えびの天ぷら

1. えびの尻尾を切り、飾り用に取っておく。残りをえびの身と衣に分ける。
2. えびの身とはんぺんをミキサーにかけ、粒のないペースト状にし、えびの形に整える。
3. 衣はそのままミキサーにかけ、粒がなくなったら2のえびの周りに付け、1で取っておいた尻尾を飾る。
4. Aの材料をすべて鍋に入れ、よくかき混ぜてわらびもち粉を溶かす。火にかけて泡立て器で混ぜ、半透明になったら（41ページ参照）火からおろす。温かいうちに3のえびの天ぷらにまんべんなく薄くかけ、しばらく置く（**写真上**）。

なると巻

1. 紅白かまぼこを白と赤の部分に分ける。それぞれ別々に、半量ずつ（各25g）のはんぺんと一緒に包丁でよく刻む。
2. 1を別々にすり鉢ですり、滑らかにする。
3. 巻きすにラップを敷き、2の白い部分を敷き、その上に赤い部分を乗せ（**写真中**）、端から巻いていく（**写真下**）。少し置いてから、斜めの薄切りにする。

つゆ

鍋にBを入れてよく混ぜて溶かし、火にかける。半透明になってきたらできあがり。

盛りつけ

器にうどんを盛ってつゆを注ぎ、えびの天ぷらとなると巻を飾り、ねぎを添える。

・えびの天ぷらは沈みやすいので、つゆは少し固めに作ります。
・なるとは作りやすい分量で表示しています。天ぷらうどんに使うのは⅒です（次ページのラーメンでも使います）。
・わらびもち粉液については、41ページを参照してください。

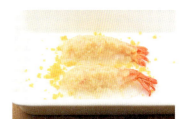
えびの天ぷらにわらびもち粉液をかける

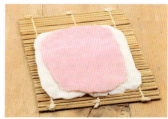
なると巻の生地を巻きすにのばす

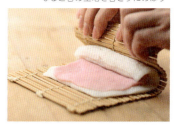
なると巻を巻く

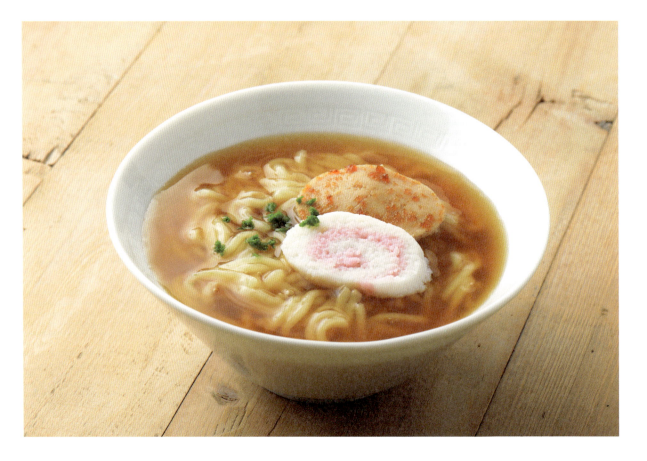

ラーメン 4

市販の麺を炊飯器で炊いて、飲み込みやすいラーメンにします。焼き豚やつゆがセットになった生ラーメンを使うと便利です。

材料（2人分）

- 麺（市販品）……1袋
- 水……300cc
- 焼き豚（市販品）……20g
- はんぺん……10g
- つゆ……300cc
- わらびもち粉……大さじ2
- なると巻（27ページ参照）……適量
- ねぎ（薬味）……適量

1. 麺と水を炊飯釜に入れて「炊飯モード」で炊き（**写真上**）、1時間保温した後に水分を切る。食べやすい長さに切っておく。
2. 焼き豚とはんぺんをすり鉢ですり、ラップに薄くのばして（**写真下**）焼き豚の形に整える。天ぷらうどん（27ページ）を参照してなると巻を作る。ねぎはみじん切りにする。
3. 鍋につゆとわらびもち粉を入れ、よくかき混ぜる。火にかけ、半透明になるまでよく混ぜる。
4. 丼に1の麺を入れて3のつゆを注ぎ、焼き豚、なると巻、ねぎを添える。

- 麺を炊くときの水は麺の2～2.5倍（麺が固い場合は5倍）にします。½袋で丼約1杯になります。
- 具が沈みやすいので、つゆは少し固めに作ります。

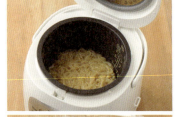

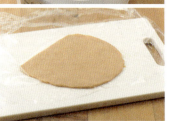

上：麺が炊きあがった状態
下：すりつぶした焼き豚をラップに薄くのばして形を整える

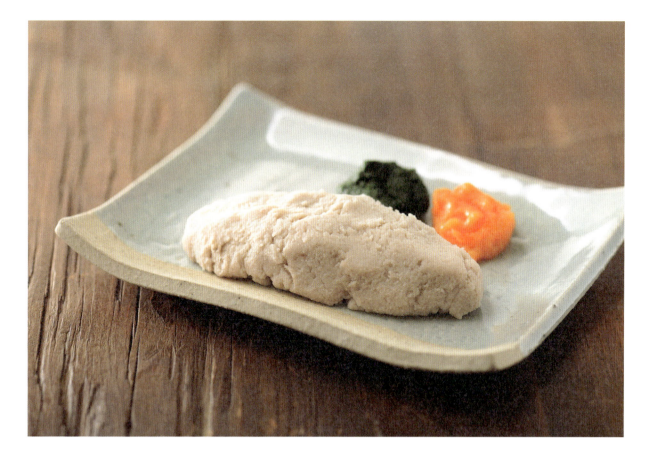

鯵の塩焼き 4

材料（1人分）

- 鯵……20g
- はんぺん……20g
- だし汁……小さじ1～2
- ほうれん草（37ページ参照）……20g
- 人参（37ページ参照）……5g

1. 塩をふって焼いた鯵の骨を取り除きながら身をほぐす。
2. すり鉢に1を入れてすり、だし汁、はんぺんの順に加える。なめらかになるまですり、味をみて薄ければ塩（分量外）を加え、形を整えて皿に盛る。
3. 37ページを参照し、ほうれん草と人参の付け合わせを作って皿に盛る。

アレンジ

鯵の干物でもおいしく作れます。干物の場合は、だし汁を少し多めに加えるとなめらかな仕上がりになります。

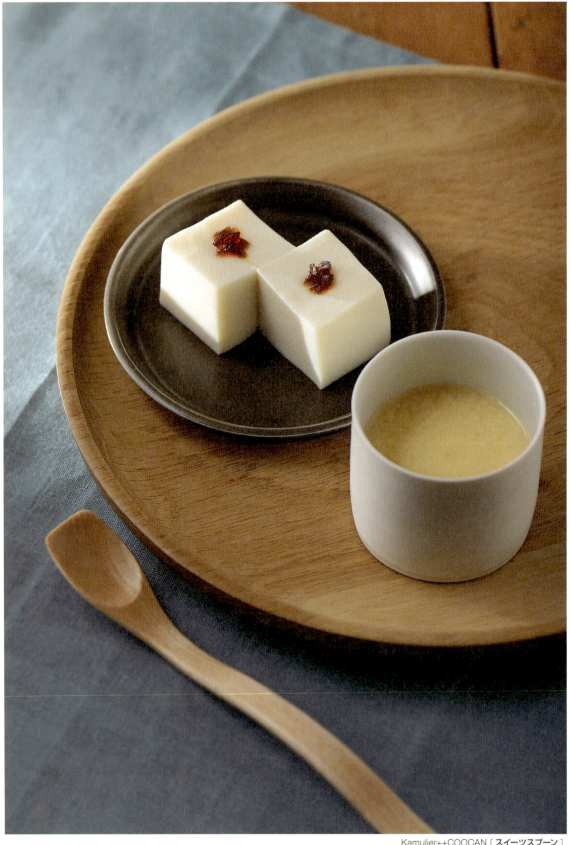

Kamulier++COOCAN [**スイーツスプーン**]
甲斐のぶお工房制作(COOCAN++)

冷や奴 1j

材料（4人分）

絹ごし豆腐または充填豆腐
　……150g
だし汁……50cc
粉ゼラチン……3g
しょうゆ（15ページ参照）……適量

1 絹ごし豆腐を使う場合は、豆腐をキッチンペーパーで包んで10分おいて水切りをする。充填豆腐はそのまま使う。

2 **1**の豆腐とだし汁をミキサーにかけ、滑らかになったら鍋に移して火にかける。ふつふつと煮立ってきたら火を止め、粉ゼラチンを振り入れてよく溶かす。裏ごし器でこしてから容器に分けて入れ、冷蔵庫で4時間冷やし固める。

3 15ページを参照してしょうゆを準備し、冷凍する前、もしくは解凍してから**1**の上に盛りつける。

・しょうゆのゼリーが口の中でばらけて食べづらい場合は、少量のしょうゆをかけてください。

卵豆腐 1j

材料（4人分）

卵豆腐（市販品）……1パック
添付のタレ……1パック
水……適量
粉ゼラチン……3g

1 卵豆腐、タレをミキサーに入れ、全体が200ccになるよう水を加えて撹拌する。

2 鍋に移して火にかけ、ふつふつと煮立ってきたら火を止める。粉ゼラチンを振り入れ、よく混ぜて溶かす。裏ごし器でこしてから容器に分け入れ、冷蔵庫で4時間冷やし固める。

・卵豆腐によって卵の濃さに違いがあり、卵が多いともったりしたできあがりになります。

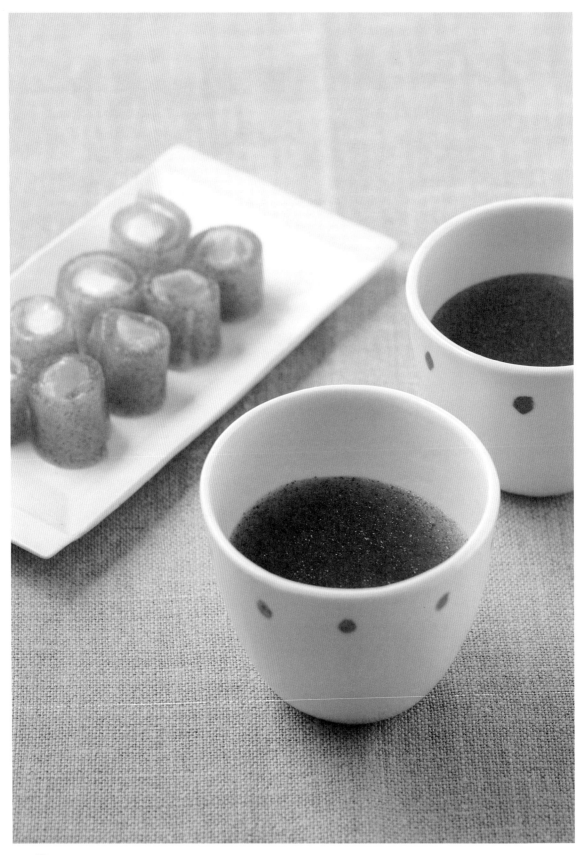

昆布のオードブル 4

材料(8人分)

巻海苔
- 昆布ペースト(18ページ参照)……30g
- 水……70cc

A
- 砂糖……5g
- イナアガーL(84ページ参照)……2.5g
- 粉寒天……0.3g

- 五分粥(11ページ参照)……50g
- 塩……少々

- チーズ(好みのもの)……20g
- 牛乳……小さじ1

- 金時豆(煮豆)……50g

[下準備]
11ページと18ページを参照し、五分粥と昆布ペーストを準備する。

1. 巻き寿司(23ページ)を参照して巻海苔を作る(分量は半分)。
2. 五分粥を裏ごしし、塩を加えて味を調える。
3. チーズを裏ごしし、牛乳を加えてよく混ぜる。ラップに包んで、冷蔵庫で10分寝かせ、棒状に成形する。
4. 金時豆の皮をむいて裏ごしし、棒状に成形する。
5. 1の海苔を巻きすの上に置き、その上に、2の粥を薄くのばし、3のチーズまたは4の金時豆を乗せて巻く(写真)。

・粥で具材を包むようにすると、作りやすいです。
・具材は肉や魚など何にでも合います。とくに味の濃いものがおすすめです。

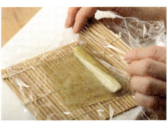
巻海苔に粥と具材をのせて巻く

アレンジ
中の具材にりんごチョコもおすすめです。
[作り方]
ホワイトチョコレート30gをボールに入れ、湯煎にかけて溶かす。すりおろしたりんご5gをレモン汁で色止めし、溶かしたチョコレートに加えてよく混ぜる。ラップの上に広げて棒状に丸め、冷蔵庫で冷やす。(チョコレートを溶かす時に、とろけるチーズ10gを加えるとコクが出ます)

昆布ゼリー 2-2

昔懐かしい昆布あめの風味です。
冷凍対応のイナアガーFを使えば、冷凍保存もできます。

材料(3〜4人分)

- 昆布ペースト(18ページ参照)……20g
- イナアガーLまたはイナアガーF(84ページ参照)……2.5g
- 砂糖……10g
- 水……80cc

[下準備]
18ページを参照し、昆布ペーストを作る。

1. 鍋にイナアガーと砂糖を入れ、よく混ぜ合わせる。水を加えて混ぜ、火にかけて軽く沸騰させる。
2. 1に昆布ペーストを入れて混ぜる。粗熱を取って容器に入れ、冷蔵庫で1時間冷やし固める。

・昆布ペーストの割合を変えれば濃いゼリーができます。昆布ペーストの分量が50%を超える場合は、寒天を0.1g追加すると固まりやすくなります。

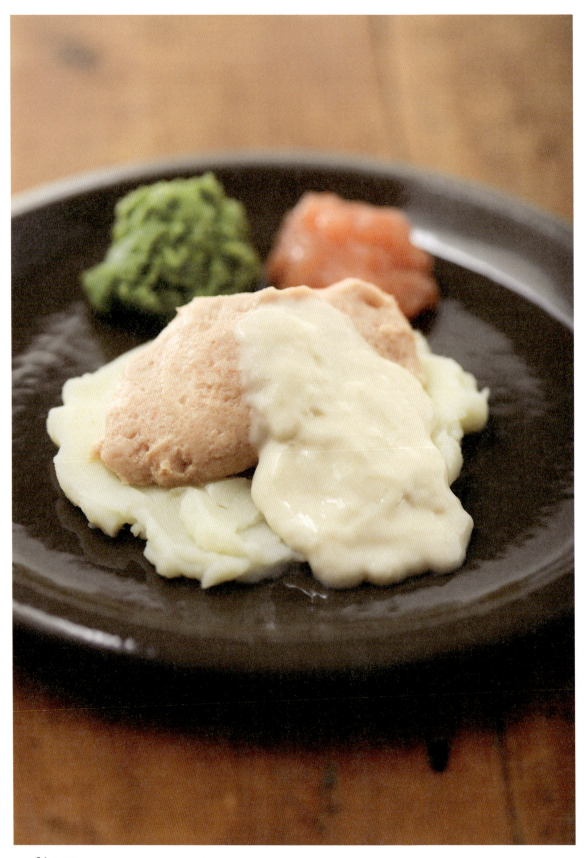

マッシュポテト 3

材料（2人分）

じゃがいも……50g
牛乳……大さじ1
バター……小さじ½
塩……少々

1. じゃがいもはよく洗い、半分に切ってゆでる。ゆであがったら皮をむき、熱いうちに裏ごしする。
2. 1をボウルに入れ、牛乳とバターを加えて軽く混ぜる。塩で味を調える。

- 嚥下機能の状態によっては食塊形成が難しい場合もあります。
- 2で少し炒めた小麦粉小さじ½やホワイトソース（15ページ参照）を加えるとまとまりがよくなります。

鮭のクリームソース 3

材料（1人分）

鮭……20g
はんぺん……20g
だし汁……小さじ1
塩麹……適量

ホワイトソース（市販品）……30cc
牛乳……15cc
白ワイン……少々
塩……少々

マッシュポテト
　（本ページ上部参照）……適量
ブロッコリー、トマト
　（37ページ参照）……適量

［下準備］
- はんぺんはおろし金ですりおろす
- 付け合わせ野菜（37ページ）を参照し、ブロッコリーとトマトを準備しておく

1. 鮭に塩麹を振って10分置き、強火で15分蒸す。骨を取りながら身をほぐし、すりおろしたはんぺんといっしょに刻みながら混ぜ合わせる。すり鉢に入れて滑らかになるまでよくすり、だし汁を加えてさらにする。
2. 本ページ上部を参照し、マッシュポテトを作る。
3. クリームソースを作る。市販のホワイトソースと牛乳を鍋に入れてよく混ぜ、弱火にかける。すこしとろみがついてきたら火を止め、白ワインと塩を加えて味を調える。
4. 皿に2のマッシュポテトを広げ、その上に1の鮭を重ねる（**写真**）。周りにブロッコリーとトマトを盛りつけ、3のクリームソースをかける。

- 鮭とはんぺんは、はんぺんの粒が見えなくなるまですり鉢でよくすってください。
- クリームソースのとろみは、"濃いとろみ"（8ページ参照）を目安にしてください。

アレンジ

鮭のかわりに肉を使ってもおいしいです。その場合のソースは、赤ワインを加えたデミグラスソースがおすすめです。

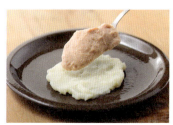

マッシュポテトの上に鮭を重ねる

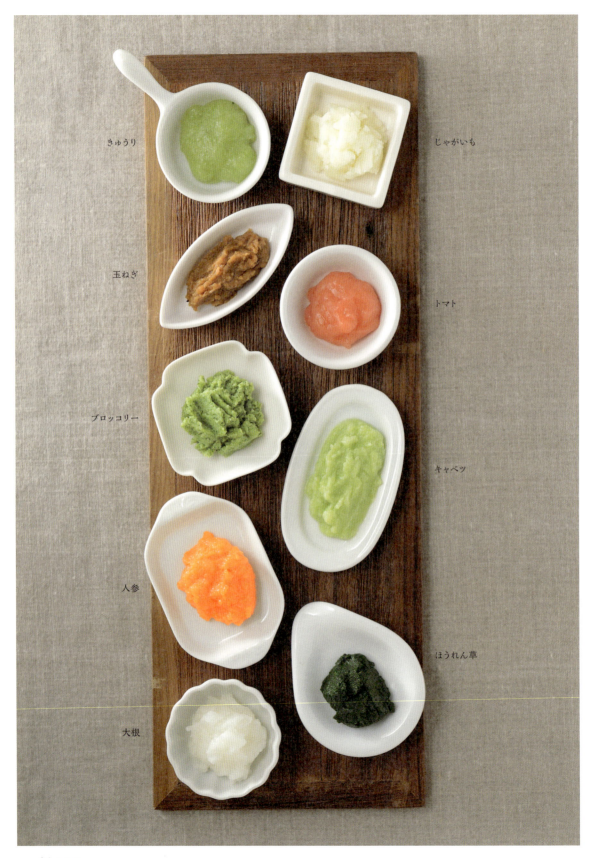

きゅうり　じゃがいも
玉ねぎ　トマト
ブロッコリー　キャベツ
人参　ほうれん草
大根

付け合わせ野菜 2-2 3 4

嚥下障害のある方には野菜は食べづらいものの一つですが、はんぺんやわらびもち粉を混ぜれば飲み込みやすくなります。いろいろな献立の付け合わせとして添えてください。

材料（作りやすい分量）

A ┌ 野菜（ブロッコリー、キャベツ、白菜、人参、ほうれん草などのいずれか）……20g
  └ はんぺん……20g

B ┌ 野菜（トマト、きゅうり、大根のいずれか）……100g
  ├ わらびもち粉……大さじ1
  └ コーンスターチ……小さじ1

C ┌ 玉ねぎ……100g
  ├ オリーブオイル……小さじ1
  └ またはだし汁……100cc

D ┌ いも（じゃがいも、さつまいも、さといもなど）……100g

［下準備］

- **ブロッコリー**：房と軸に分けて、柔らかくゆでる
- **キャベツ、ほうれん草**：線維を切るように5mm幅に切り、柔らかくゆでる
- **人参、大根**：皮をむいて1cmのイチョウ切りにし、柔らかくゆでる
- **トマト**：皮を湯むきしておろし金ですりおろし、裏ごしする（**写真上段左**）
- **きゅうり**：皮をむいておろし金ですりおろし、裏ごしする（**写真上段右**）
- **玉ねぎ**：皮をむいておろし金ですりおろし、裏ごしする

Aの野菜（葉もの野菜、水分の少ない野菜）3

野菜とはんぺんを混ぜるように包丁で刻む。すり鉢に入れ、はんぺんがペースト状になるまでよくすり、裏ごしする。

Bの野菜（水分の多い野菜）2-2

1. 耐熱容器に野菜、わらびもち粉、コーンスターチを入れ、よく混ぜる。ラップをかけて電子レンジ（500W）で1分加熱する。
2. 一度レンジから取り出し、底から混ぜて再びラップをかけ、さらに1分加熱する。よく混ぜて、半透明になればできあがり（**写真下段左**）（レンジのかわりに鍋で加熱し、半透明になるまで混ぜてもよい）。
3. 型に流し入れ、冷蔵庫で30分冷やし固める。

Cの野菜 4

すりおろした玉ねぎをオリーブオイルでしんなりするまで炒める、もしくはだし汁とともに煮汁がなくなるまで煮詰め、あめ色になるまで炒る（**写真下段右**）。

Dの野菜 4

いもは大きめに切ってゆでる。ゆであがったら水分を切り、熱いうちに裏ごしする。

- ゆでた野菜は、しっかり水分を切っておきます。
- Aの野菜でも、季節により水分が多く含まれる場合は、野菜の分量を100gにし、はんぺんのかわりにわらびもち粉大さじ1とコーンスターチ小さじ1を加え、Bの野菜と同じように作ったほうが扱いやすくなります。
- Bの野菜は水分が多ければわらびもち粉の分量を調節してください。
- 玉ねぎは少し歯ごたえが残ってもOKです。
- 里いもは粘り気があるので、汁物などのとろみづけに使えます（53、54ページ参照）。

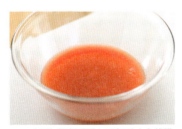

トマトをすり下ろして裏ごしした状態

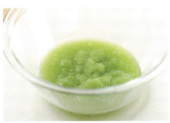

きゅうりをすりおろして裏ごしした状態

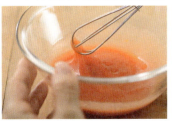

下ごしらえした野菜とわらびもち粉をレンジで加熱する

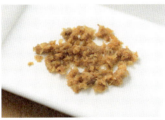

玉ねぎはあめ色になるまで炒る

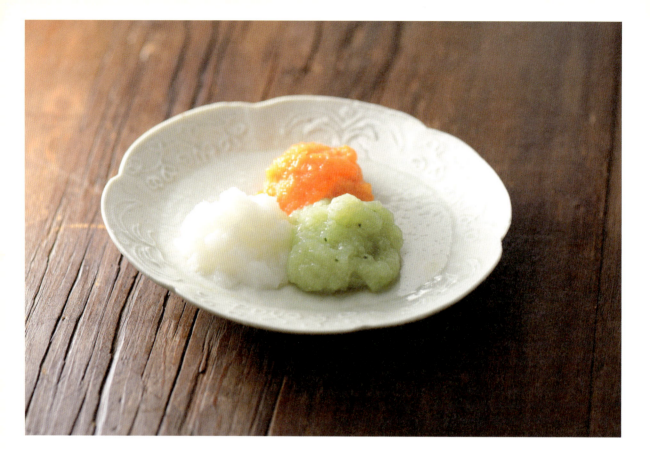

酢の物 2-2

材料（4人分）

- 大根……100g
- わらびもち粉……大さじ1
- コーンスターチ……小さじ1
- すし酢……小さじ1

- きゅうり……100g
- わらびもち粉……大さじ1
- コーンスターチ……小さじ1
- すし酢……小さじ1

- 人参……100g
- わらびもち粉……大さじ1
- コーンスターチ……小さじ1
- すし酢……小さじ1

[下準備]
大根、きゅうり、人参はそれぞれ細かいおろし金ですりおろしておく（おろした野菜は、別々に調理する）。

1. 耐熱容器にすりおろした野菜、わらびもち粉、コーンスターチを入れて混ぜる。ラップをかけて電子レンジ（500W）で1分加熱し、一度取り出して底からよく混ぜる。再びラップをかけて1分加熱して混ぜる。

2. 1が半透明になったら、すし酢を加えて混ぜる。ラップに包み、冷蔵庫で30分冷やし固める。

・すし酢はマイルドなものがおすすめです。熱いうちに混ぜれば、ツンとしません。

・冷蔵庫で固めた後、切ったり型抜きする場合は、少し水をつけると作業しやすくなります。

アレンジしましょう―
お総菜とレトルトのアレンジ

スーパーなどで売られているおそうざいや、レトルト食品をアレンジして作る嚥下食です。
トンカツや唐揚げなどの揚げ物や、フリーズドライのスープを使って
手早く作れるので、時間のないときにも重宝します。

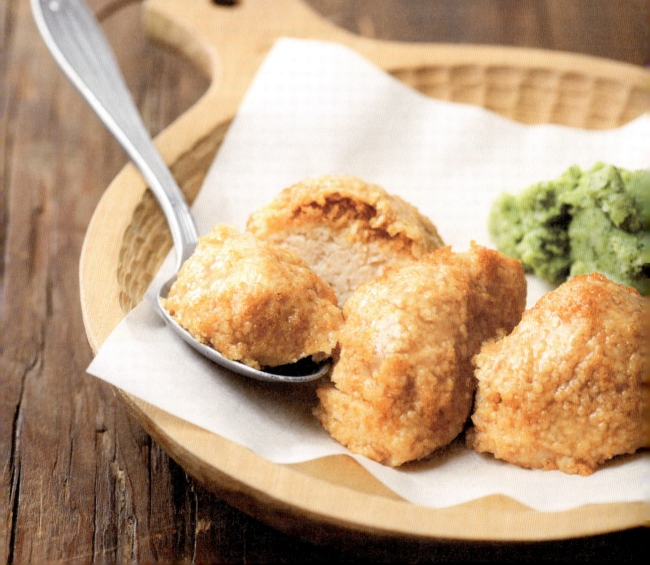

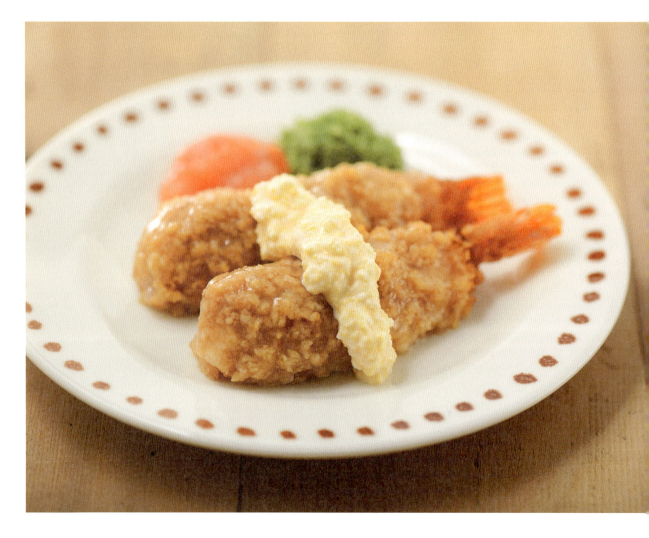

■材料（2人分）

A　┌ エビフライ（市販の総菜）の衣
　　│　　……1尾分
　　└ パン粉……10g

B　┌ エビフライ（市販の総菜）の身
　　│　　……1尾分
　　│ はんぺん
　　│　　……えびフライの身と同量
　　└ だし汁……小さじ1

C　┌ だし汁……100cc
　　│ わらびもち粉……小さじ1
　　└ コーンスターチ……小さじ1

　　┌ 裏ごししたゆで卵……1個分
　　└ マヨネーズ……大さじ2

　　ブロッコリー、トマト
　　　（37ページ参照）……適量

エビフライ 3

[下準備]
- エビフライは身と衣に分ける
- パン粉をローストする(13ページ参照)
- 37ページを参照し、ブロッコリーとトマトを準備する

1 Aの材料をミキサーまたはミルミキサーに入れ、粒のないペースト状にする。

2 Bの材料をミキサーまたはミルミキサーでペースト状にし（**写真左**）（粒が残る場合はさらにすり鉢でする）、ひとつにまとめ形を整える。**1**の衣を適量、エビペーストの周りに付け、バットに並べる。

3 Cの材料をすべて鍋に入れ、よくかき混ぜてわらびもち粉を溶かす。火にかけて泡立て器で混ぜ、半透明になったら（**写真右**）火からおろす。温かいうちに**2**のエビフライの上にまんべんなく薄くかけ、しばらく置く。

4 皿にエビフライとブロッコリー、トマトを盛りつける。裏ごししたゆで卵とマヨネーズを混ぜてタルタルソースを作り、エビフライにかける。

・揚げ物を飲み込みやすくするため、わらびもち粉をだし汁で溶いて全体にかけます。わらびもち粉液は、全体に薄くかけます。多すぎると衣が厚くなって、食感が悪くなるので、かけ過ぎに注意してください。

・もとのエビフライが大きい場合は、エビフライ1尾と一口大のボール状に分けてまとめても見た目よく仕上げられます。

アレンジ
タルタルソースのほかに、中濃ソースやケチャップ、和風ソースなどお好みのものをかけてください。

memo
お総菜の揚げ物は、具と衣を分けて嚥下食に調理します。中身が肉や魚の場合は、ミキサーなどでペースト状にすることでなめらかになります。同じくペースト状にした衣を周りに付け、だし汁で溶いたわらびもち粉を全体にかけて、口溶けよく、飲み込みやすく仕上げます。

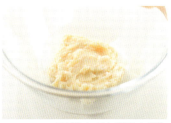
エビをペースト状にした状態

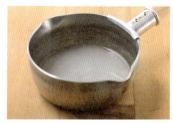
わらびもち粉液を半透明になるまで加熱する

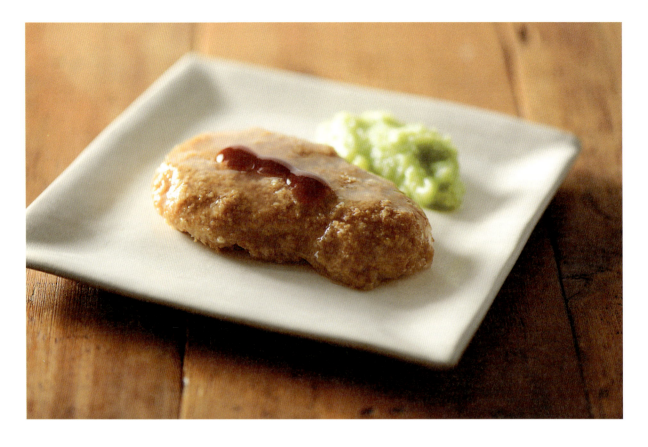

トンカツ 3

材料（2人分）

- A
  - トンカツ（市販の総菜）の衣……40g
  - パン粉……20g
- B
  - トンカツ（市販の総菜）の肉……20g
  - はんぺん……10g
  - だし汁……小さじ1〜2
- C
  - だし汁……100cc
  - わらびもち粉……小さじ1
  - コーンスターチ……小さじ1
  - トンカツソース……大さじ1
  - ケチャップ……小さじ1
- キャベツ（37ページ参照）……適量

［下準備］

- トンカツは肉と衣に分ける
- パン粉をローストする（13ページ参照）
- 37ページを参照し、キャベツを準備する。

1. Aの材料をミキサーまたはミルミキサーに入れ、粒のないペースト状にする。
2. Bの材料をミキサーまたはミルミキサーでペースト状にし（写真）、ひとつにまとめ形を整える。1の衣を周りに付け、バットに並べる。
3. Cの材料をすべて鍋に入れ、よくかき混ぜてよく溶かす。火にかけて泡立て器で混ぜ、半透明になったら（前ページ参照）火からおろす。温かいうちに2のカツにまんべんなくかけ、しばらく置く。

盛りつけ

トンカツソースとケチャップを合わせてソースを作る。皿にトンカツとキャベツを盛りつけ、ソースをかける。

- わらびもち粉液については、前ページを参照してください。
- お総菜の肉は固いので、ミキサーかミルミキサーでペースト状にします。それでも固い場合は、だし汁を小さじ1〜2加えてください。
- 肉が柔らかすぎる場合は、少し時間を置くと、まとまりやすくなります。

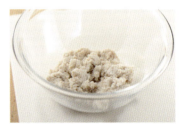

肉をペーストにした状態

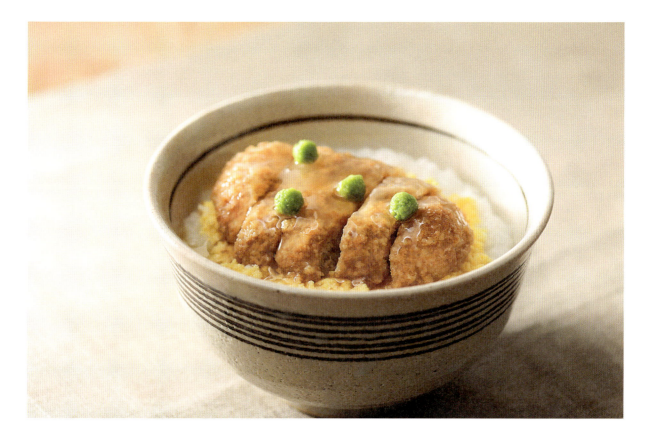

カツ丼 4

材料（2人分）

- 卵（Mサイズ）……1個
- 水……大さじ2
- 五分粥（11ページ参照）……100g
- トンカツ（左ページ参照）……1枚分
- グリーンピース……適量
- A
  - だし汁……100cc
  - しょうゆ……大さじ1
  - みりん……大さじ1
  - 酒……大さじ1
  - わらびもち粉……小さじ2

アレンジ

本書ではしょうゆ餡をかけていますが、市販のデミグラスソースとキャベツ（37ページ参照）をのせて"デミカツ丼"にもアレンジできます。

[下準備]
- 左ページのトンカツを3まで作り、食べやすい大きさに切る
- グリーンピースはゆでて皮を取り除き、裏ごしする

1 鍋に水と卵を割り入れて火にかけ、泡立て器でかき混ぜながら水分を飛ばす。卵は固まり始めると焦げやすくなるので、手早くかき混ぜる。まとまったら火を止め、粗熱を取る。

2 Aの材料をすべて鍋に入れ、よくかき混ぜて溶かす。火にかけて泡立て器で混ぜ、半透明になったら（41ページ参照）火からおろす。

3 五分粥を丼に盛り、1の玉子、カツを乗せ、上から2のあんをかける。裏ごししたグリーンピースを丸めて飾る。

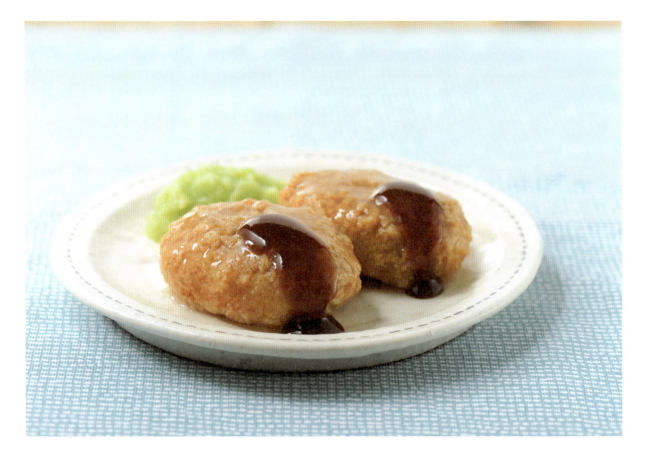

コロッケ 3

材料（2人分）

- A
  - コロッケ（市販の総菜）の衣……40g
  - パン粉……20g
- コロッケ（市販の総菜）の中身……50g
- だし汁……適量
- B
  - だし汁……100cc
  - わらびもち粉……小さじ1
  - コーンスターチ……小さじ1
- トンカツソース……大さじ1
- ケチャップ……小さじ1
- キャベツ（37ページ参照）……適量

アレンジ
ホワイトソース（15ページ参照）を具に混ぜると、クリームコロッケが作れます。

[下準備]
- コロッケは身と衣に分ける
- パン粉をローストする（13ページ参照）
- 37ページを参照し、キャベツを準備する

1 Aの材料をミキサーまたはミルミキサーに入れ、粒のないペースト状にする。

2 コロッケの中身を裏ごしし、ひとつにまとめて形を整える。だし汁にさっとくぐらせ（写真）、1の衣を周りにつける。

3 Bの材料をすべて鍋に入れ、よくかき混ぜて溶かす。火にかけて泡立て器で混ぜ、半透明になったら（41ページ参照）火からおろす。温かいうちに2のコロッケにまんべんなくかけ、しばらく置く。

4 トンカツソースとケチャップを合わせてソースを作る。皿にコロッケとキャベツを盛りつけ、ソースをかける。

- わらびもち粉液については、41ページを参照してください。
- コロッケの身が崩れないよう、だし汁にくぐらせるときは手早く行ってください。

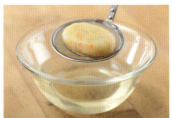

コロッケの中身をだし汁にくぐらせる

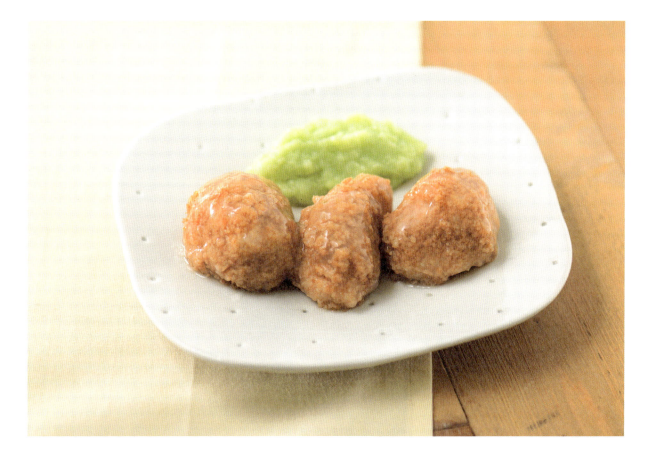

鶏の唐揚げ 3

材料（2人分）

- A
  - 鶏の唐揚げ（市販の総菜）の衣……40g
  - パン粉……10g
- B
  - 鶏の唐揚げ（市販の総菜）の肉……20g
  - はんぺん……10g
  - だし汁……小さじ1
- C
  - だし汁……100cc
  - わらびもち粉……小さじ1
  - コーンスターチ……小さじ1
- キャベツ（37ページ参照）……適量

［下準備］
- ●唐揚げは肉と衣に分ける
- ●パン粉をローストする（13ページ参照）
- ●37ページを参照し、キャベツを準備する

1. Aの材料をミキサーまたはミルミキサーに入れ、粒のないペースト状にする。
2. Bの材料をミキサーまたはミルミキサーでペースト状にし（42ページ参照）、ひとつにまとめ、形を整える。1の衣を周りに付け、バットに並べる。
3. Cの材料をすべて鍋に入れ、よくかき混ぜてよく溶かす。火にかけて泡立て器で混ぜ、半透明になったら（41ページ参照）火からおろす。温かいうちに2の唐揚げの上にまんべんなくかけ、しばらく置く。
4. 皿に唐揚げとキャベツを盛りつける。

・わらびもち粉液については41ページを参照してください。

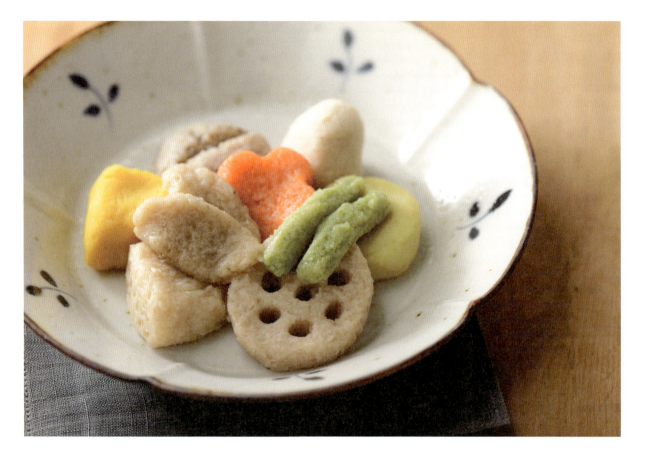

炊き合わせ 3

材料(2人分)

炊き合わせ(市販の総菜)……1パック
はんぺん……適量
(炊き合わせの各具材と同量)

1 炊き合わせの具材は、それぞれ別々におろし金ですりおろす、または包丁で細かく刻む。
2 それぞれの具材と同量のはんぺんを包丁で混ぜるように刻む(**写真**)(具材は1種類ずつ別々に調理する)。粒がなくなるまでくり返し、ひとまとまりになったら形を整えて盛りつける。

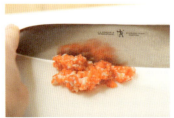

具材とはんぺんを包丁で刻みながら混ぜる

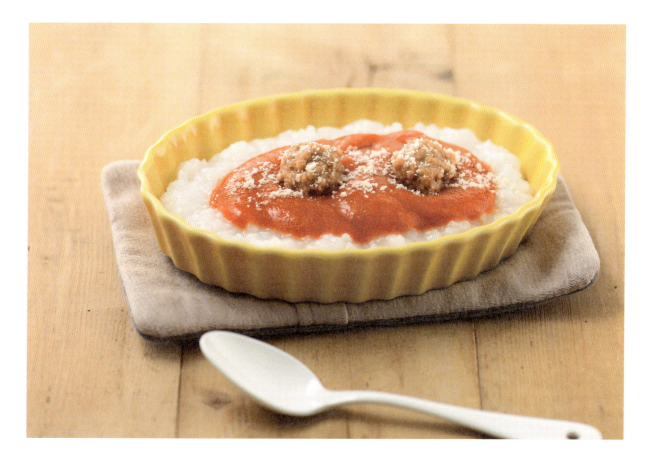

ミートソース・ドリア 4

材料（2人分）

全粥（11ページ参照）……100g
ミートボール（市販品）……2個
ナポリタンソース（市販品）
　　　……大さじ2
粉チーズ……適量

[下準備]
●11ページを参照し、全粥を炊く

1. ミートボール、ナポリタンソースはレトルト袋のまま上から押して具材をつぶし、そのまま温める。それぞれ裏ごしし、すり鉢でなめらかになるまでよくする（**写真**）。
2. 器に粥を盛り、ナポリタンソース、ミートボールの順に重ね、電子レンジで温める。お好みで粉チーズをかける。

・粥と混ぜて食べることで全体がまとまり、飲み込みやすくなります。
・ミートボールとナポリタンソースを押しつぶすときは、袋が破れないように注意してください。

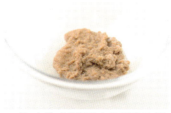

ミートボールを裏ごししてすり鉢でする

お総菜とレトルトのアレンジ　47

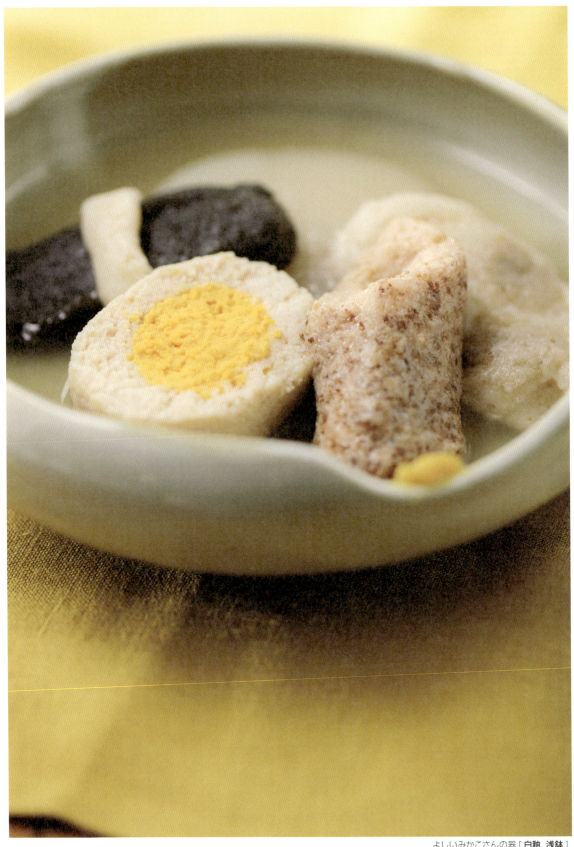

よしいみかこさんの器 [白釉 浅鉢]
（COOCAN++）

おでん 3

材料（2人分）

わらびもち粉液
- わらびもち粉……大さじ1
- おでんの煮汁（市販品）……100cc

玉子
- おでんの玉子（市販品）……1個
- 〈黄身用〉
- はんぺん……5g
- わらびもち粉液……小さじ1
- 〈白身用〉
- はんぺん……10g
- わらびもち粉液……小さじ1

ごぼう天
- おでんのごぼう天（市販品）……1個
- はんぺん……10g
- わらびもち粉液……小さじ1

昆布
- おでんの昆布（市販品）……1個
- はんぺん……10g
- わらびもち粉液……小さじ1

ちくわ
- おでんのちくわ（市販品）……1個
- はんぺん……10g
- わらびもち粉液……小さじ1

大根
- おでんの大根（市販品）……1個
- コーンスターチ……小さじ2
- わらびもち粉液……小さじ2

- おでんの煮汁（市販品）……適量
- 水溶き片栗粉……適量
- 練りからし……少々

1 わらびもち粉液を作る。わらびもち粉とおでんの煮汁を鍋に入れ、よく混ぜ合わせる。火にかけて、とろみがつくまで煮る。

2 玉子は白身と黄身に分け、それぞれおろし金ですりおろした後、裏ごしする。すり鉢に裏ごしした黄身または白身とはんぺんを入れ、すりこぎでなめらかになるまでよくする（**写真**）。わらびもち粉液を加え、形を整えて冷ます。ごぼう天、昆布、ちくわも同じように下ごしらえする。

3 大根は裏ごしした後、耐熱容器に移しコーンスターチとわらびもち粉液を混ぜる。電子レンジ（500W）で10秒加熱し、底からよく混ぜる。これを2回くり返し、粗熱を取ってから丸い器に移し、冷蔵庫で30分冷やし固める。固まったら器から取り出す。

4 それぞれの具材を形よく皿に盛りつけ、温めたおでんの煮汁に水溶き片栗粉でとろみをつけて上からかける。練りからしを添える。

- 最後におでんの煮汁をかけるので、具材は少し固めに仕上げます。
- おろし金ですり下ろすときは、具材が冷めているほうが扱いやすいです。
- 本書ではおでんの具材は全て市販品を使用しました。レトルトのおでんセットを使うと便利です。

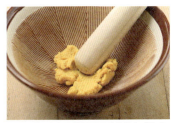

裏ごしした玉子の黄身とはんぺんをなめらかになるまでする

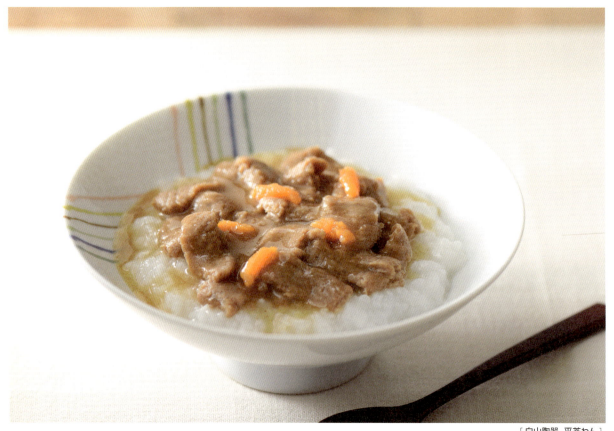

[白山陶器 平茶わん]
(COOCAN++)

牛丼 4

■ 材料（2人分）

牛丼（レトルト）……1パック
はんぺん……適量
五分粥または全粥（11ページ参照）
　……適量
人参（37ページ参照）……適量

[下準備]
- 11ページを参照し、五分粥または全粥を炊く
- 37ページを参照し、人参を準備する

1. レトルトのパックを、表示どおりに温める。
2. 袋を開けて牛肉を取り出し、牛肉と同量のはんぺんとともに細かく刻んでからすり鉢ですり、形を整える。たれはそのまま使う。
3. 丼に粥を盛り、2の牛肉を盛りつける。たれをかけて、人参をのせる。

> **アレンジ**
> 人参のかわりに紅生姜を使ってもおいしくできますが、刺激があるので量に注意してください。

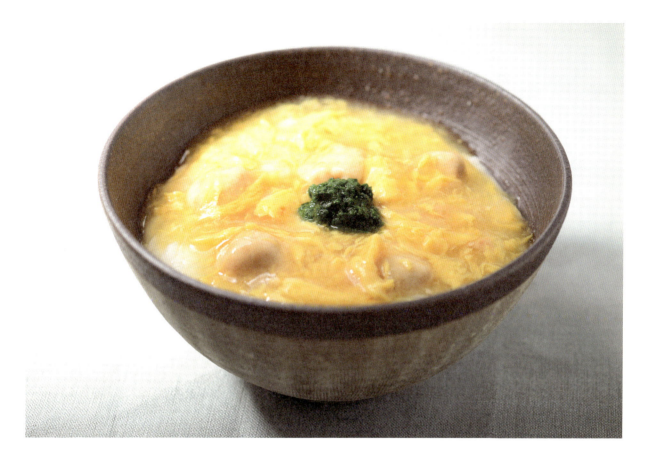

親子丼 4

材料（2人分）

親子丼 (レトルト) ……1パック
はんぺん……適量
五分粥または全粥 (11ページ参照)
　……適量
ほうれん草 (37ページ参照)……適量

アレンジ

お好みで、ほうれん草のかわりにみじん切りにしたねぎやみつばを添えてください。

[下準備]

● 11ページを参照し、五分粥または全粥を炊く
● 37ページを参照し、ほうれん草を準備する

1. レトルトのパックを、表示どおりに温める。
2. 袋を開け具材の鶏肉を取り出し、鶏肉と同量のはんぺんとともにすり鉢ですり、形を整える。玉子とたれはそのまま使う。
3. 丼に粥を盛り、2の鶏肉を盛りつけて玉子をのせ、その上にほうれん草をのせる。

・飲み込みづらい場合は、玉子を裏ごししてください。

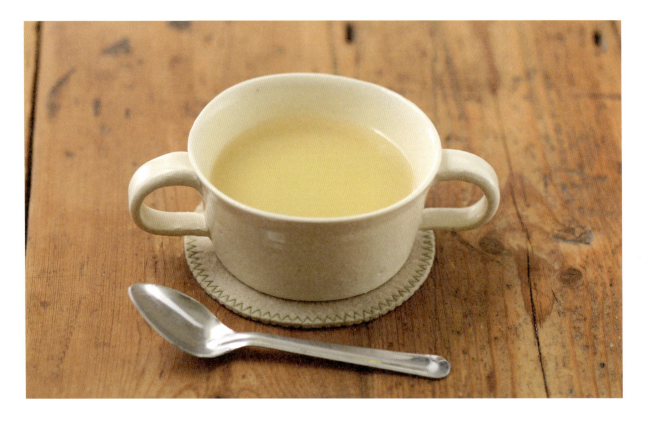

ふんわりたまごスープ 2-1

■ 材料（2人分）

ふんわりたまごスープ
　（市販品 [味の素]）……1袋
熱湯 ……200cc
粉ゼラチン……3g

①たまごスープの素を器に開けて熱湯を注ぎ、よく混ぜる。粉ゼラチンを振り入れてよく溶かし、ミキサーにかける。
②茶こしでこしながら容器に分け入れ、冷蔵庫で4時間冷やし固める。

・わかめの磯臭さが気になる場合は、少量のこしょうを加えてください。

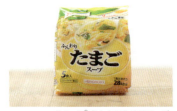

クノール® ふんわりたまごスープ
（味の素）

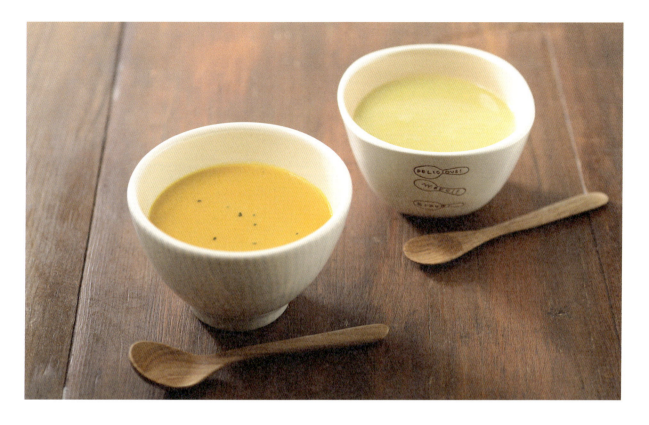

完熟栗かぼちゃのポタージュ 4

材料（2人分）

完熟栗かぼちゃのポタージュ
　（市販品［味の素］）……1袋
5種の緑黄色野菜
　（市販品［和光堂］）……1袋
マッシュポテト（市販品）
　……大さじ1½
熱湯……150cc

① ポタージュの素は開封せず、粉々になるよう袋の上からすりこぎなどでたたく。開封し中身を器に移して熱湯を注ぎ、裏ごし器でこす。

② ①を鍋に移し、5種の緑黄色野菜とマッシュポテトを加えて火にかけ、鍋底がふつふつするまで焦げ付かないように混ぜてできあがり。とろみはマッシュポテトの量で調節する（**写真**）。

・ポタージュの素をたたくときは、袋が破れないように注意してください。

コーンクリームスープ 4

材料（2人分）

コーンクリーム
　（市販品［味の素］）……1袋
熱湯……150cc
里いも……60g

① コーンクリームの素を器に開けて熱湯を注ぎ、よく混ぜる。

② 里いもは皮のついたままやわらかくゆで、皮をむいて裏ごしする。①のスープに加え、よく混ぜてとろみをつける。

・里いもの種類によって粘り方が違うので、加減をみながら量を調節してください。

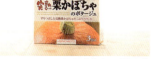
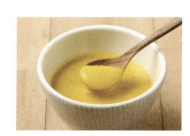
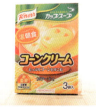

クノール® カップスープ　　　　　　　　　　　　クノール® カップスープ
完熟栗かぼちゃのポタージュ（味の素）　　　　　コーンクリーム（味の素）

レシピを組み合わせて

この本で紹介したレシピを組み合わせれば、ワンプレートや定食を楽しむこともできます。ここでは組み合わせ例として、モーニングプレートと和定食を紹介します。

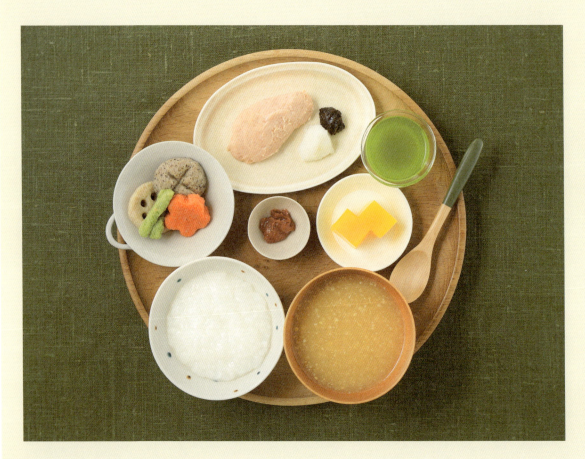

和定食

- 粥（全粥、五分粥） 3 4 （11ページ）
- みそ汁 4
- 魚料理 3 （16ページ）
- 炊き合わせ 3 （46ページ）
- ねり梅 3 （市販品）
- お茶ゼリー 0j または とろみ茶 0t
- フルーツ寒 3

みそ汁 裏ごしした里いも適量をみそ汁に加えてとろみをつける。（コーンクリームスープ［53ページ］参照）

お茶ゼリー お茶に1.5％のゼラチンを加える。
とろみ茶 お茶に中間〜濃いとろみ（8ページ参照）をつける。

フルーツ寒
1. 鍋に好みのジュース200ccと粉寒天1gを入れてよく混ぜ、火にかける。
2. ひと煮立ちしたら火を止め、粉ゼラチン2gを振り入れてよく溶かす。
3. 粗熱が取れたら型に流し入れ、冷蔵庫で3時間冷やし固める。

モーニングプレート2種

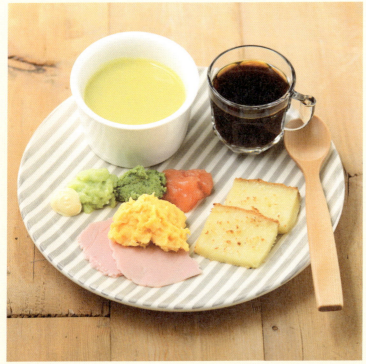

- トースト 3 (13ページ)
- 炒り卵、ハム 3 (24ページ)
- サラダA 3
  (トマト、キャベツ、ブロッコリー、マヨネーズ添え) (37ページ)
- スープ 2-1 4 (52〜53ページ)
- コーヒーゼリーまたは
  紅茶ゼリー 01 (82ページ)

甲斐のぶお
[こどもスプーン 17cm]
(COOCAN++)

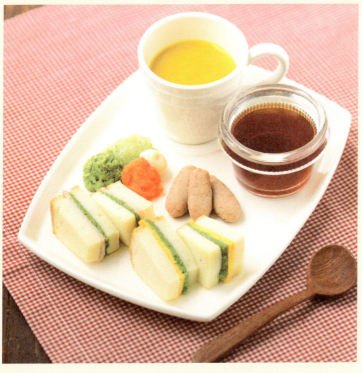

- サンドイッチ 4 (24ページ)
- ウインナー 3
- サラダB 3
  (人参、キュウリ、ブロッコリー、マヨネーズ添え) (37ページ)
- スープ 2-1 4 (52〜53ページ)
- コーヒーゼリーまたは
  紅茶ゼリー 01 (82ページ)

ウインナー
皮なしウインナー20gをゆでて薄皮を取り除き、はんぺん10gと合わせてすり鉢ですった後、オリーブ油を熱したフライパンで焦げ目をつける。

レシピを組み合わせて

嚥下食にするための食材の使い方 (1)

ここにあげた材料を食材に合わせてうまく使うことで、普通食を嚥下しやすい食事に調整することができます。家族と同じメニューを、少しの工夫でおいしい嚥下食にしましょう。食べる方の状態に合わせ、各材料を組み合わせて固さを調整します。

ゼラチン
—冷たいまますぐに食べるとき

本書でのレシピ例：
ゼリー類 (75ページ、82ページ)、ココアムース (75ページ)

- 冷蔵庫で固まり、室温で溶けやすい。
- 口溶けがよく、体温でさっと溶ける。
- 使用量の目安は全体の 1～3%。
- 沸騰させると固まりにくくなる。

> ゼラチンだけで作ったゼリーは口溶けがよいが液体に戻りやすい。寒天だけだと食感が固く、口のなかで溶けない。食感と口溶け、飲み込みやすさを変えたい場合や型抜きをする場合は、寒天とゼラチンの割合を変える。

寒天
—しっかり固めたいとき、温かいものといっしょに食べるとき

本書でのレシピ例：
しょうゆ (15ページ)、寿司粥 (21ページ)、桜の琥珀糖 (71ページ)

- 常温で固まり、室温で溶けない。
- 体温で溶けず、口のなかでばらけやすい。
- 使用量の目安は全体の 0.7～1%。
- ポットのお湯でも簡単に溶ける（製品によってはしっかり煮る必要あり）。

アガー
—室温で溶けないやわらかい料理を作るとき、再加熱して食べるとき

本書でのレシピ例：
パン類 (13ページ、73ページ)、巻き寿司 (23ページ)、ういろう (70ページ)

- 常温で固まり、室温で溶けない。
- 体温で適度に溶け、まとまりもある。
- 使用量の目安は全体の 1～2%。
- イナアガーF (84ページ) を使えば冷凍保存も可能。

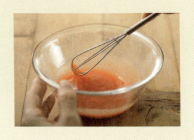

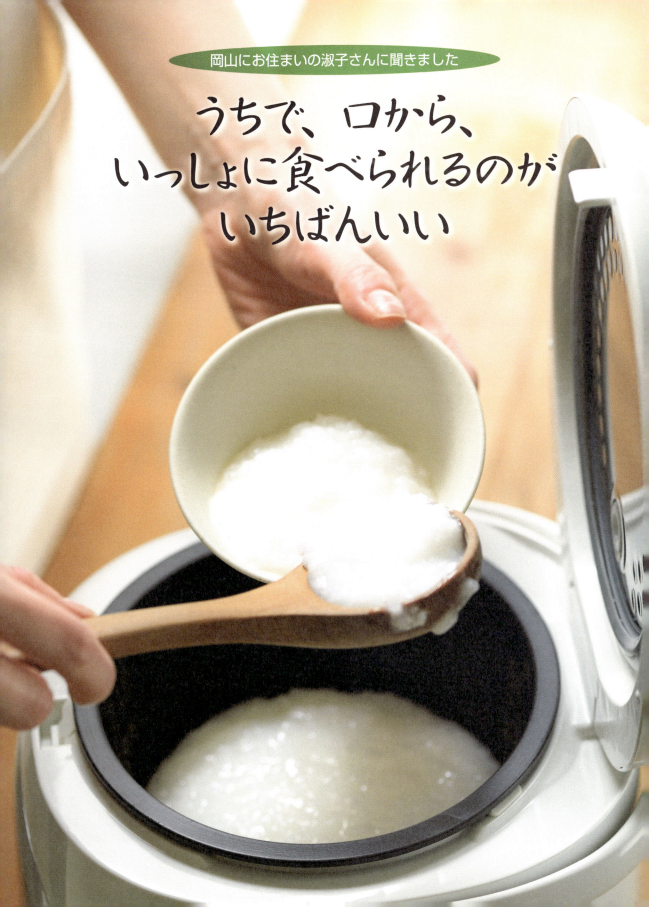

岡山にお住まいの淑子さんに聞きました

うちで、口から、いっしょに食べられるのがいちばんいい

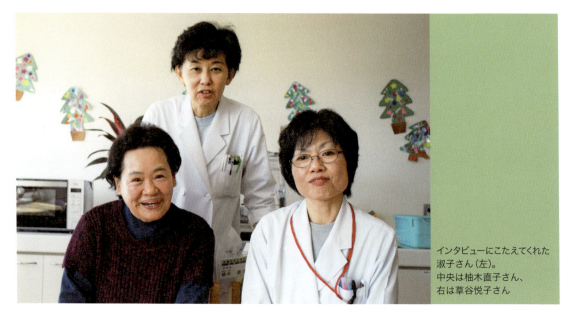

インタビューにこたえてくれた淑子さん(左)。
中央は柚木直子さん、右は草谷悦子さん

岡山県にお住まいの淑子(よしこ)さんのご主人・久士さん(70代)は、春の田植えのときに脳梗塞を発症し、食事をとることも難しくなりました。しかし、いまでは淑子さんの手料理を食べられるまで回復しています。淑子さんに自宅での食事や嚥下食についてお聞きしました。立会人は赤磐医師会病院の副院長／内科医・柚木直子さんと管理栄養士・草谷悦子さん。地元の言葉でお話ししてくれましたので、そのままの雰囲気でご紹介します。

いまはお刺身も食べています

―淑子さんは食事を作られるのは好きなんですね。

　好きなんです。ひとに振る舞うのも好きで、ひとつきに1回ぐらいは近所の人呼んで、食事会みたいなのをしてました。

　近所の人を呼んで振る舞うようになったきっかけは、赤磐市の愛育委員(地域の母子衛生や公衆衛生に関わるボランティア)をさせてもらったことです。愛育委員は、地域の家庭を訪問して、「元気ですか？」、「どんなもん、食べてますか？」と聞いて歩いたりするんです。そんなときに、たくさん食事を作ってみんなに食べてもらおうとはじめました。愛育委員そのものはあんまり好きでなかったんですけど、まあみんなでお茶を飲んだり、「ほなちょっと今日は、すしをこしらえたからみんなで食べよう、おいで」といってみんなで食べたり。そういうことをよくしました。

　いまは年もいったから、人を招くいうことはないですけど。それでも、親類の人なんかはよう来て食べよりました。

―ちなみに得意料理は？

　おすしです。みんな好いてくれてたのは、おすし。それからお赤飯なんかもよくしてました。田舎ですから、もち米、小豆なんかもうちに必ずあります。

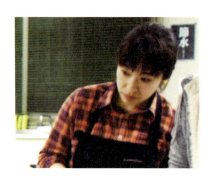

1升ぐらい炊いてみんなに分けたり。私の地域は過疎で高齢者が多いんです。あげたらすごく喜んで食べてくださったから。まあ、そういうことがなかったら、話をする機会もあんまりない。コミュニケーションのひとつです。

―久士さんは脳梗塞で倒れられて、ですね？

田植えをしているときに倒れました。入院してから最初の3か月間は、鼻にチューブを入れて栄養を摂っていました。それから糊のようなお粥を口から食べたけど、途中でやめちゃったんです。咳き込んでしまって。食事がいったん中止になりました。主人もショックで、「リハビリはせん」というし。

もう胃瘻にするしか、しょうがないなとも思っていました。本人は気が進まないので、いい返事をしないんですが、最終的には胃瘻を作らないと自宅に帰れないですから、しましょういうことになってたんです。けど、それでもなんかちょっとのきっかけでまた食べだして。

> 看護師さんと先生がね、「もうそんなに食べたいんじゃったら、食べようや」言うて。
> （草谷さん）

はい。もう一生懸命してくださったんですよ。鼻のチューブは入ったままでしたが、口からも少しずついろいろなものにトライするようになりました。いちばんはじめの糊のようなお粥をみたときは、「ああ、こんなの食べんといけんのかな」とちょっとかわいそうに思えたんですが、だんだん粒のあるお粥になって、退院するときには普通のご飯を食べられるようになりました。ただ、家へ帰ったら、やっぱり咳き込むのが怖いから、用心のためにお粥にしています。

―久士さんの以前の食生活は？

好き嫌いなく食べる人です。農作業をしますから、食べる量も多かったですね。ちょっと太っていたくらいです。嫌いなものもとくになく、肉類が好きですね。

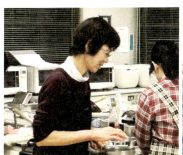
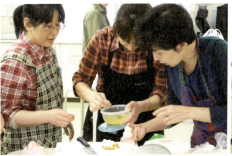
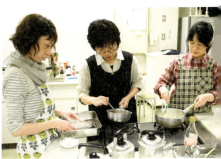

この本の撮影の準備をするあかいわチームクッキング

あと、お酒もだいぶいけるほうで、若いときにはだいぶ飲んでたらしいです。年がいってからはそんな無茶には飲んでいなかったですけど、それでも晩酌で焼酎1杯とビール1本ぐらいは飲んでました。

――嚥下食はどこで覚えたんですか？

ここ（赤磐医師会病院）で練習して帰ったんですよ。調理法のほかに、食べさせる方法も教えてもらって。それでそれを見て、だいたい「ああ、これぐらいかな」くらいの目分量で、いろいろできるようになりました。

みそ汁には、ジャガイモやサトイモをつぶして入れて、それでとろみをつけることを習いました。それを食べさせる練習もしたり。入院中に肉料理が2回ほど出たのですが、そのときは小さく切ってあったので、うちでもそれをまねて、小さく切った肉をけっこう食べてもらっています。肉じゃがのときはジャガイモをつぶしてとろみをつけて食べさせてるんです。

> みそ汁をつくったんですね。

――お魚はどうされているんですか？

お魚はほぐして、骨もとって食べてるんです。お魚には、とろみ剤（とろみ調整食品）をつかって、だしの効いたおしょうゆで薄味を付けたあんかけをつくって、それをかけて食べてます。お刺身も食べてるんですよ、細かく切って。

――いまはもうしっかり食べられるんですか？

食べます。量は前とはもちろん違いますが、口の右側が動きませんし。でも、見た目はまったく普通なんです。脳梗塞だったなんていうふうにはみえません。

――こちらの病院では、嚥下困難な人のためのお酒も試作していますね

うん、ビールだったかな（笑）。以前は体力もありました。すごい元気でした。だから食べるのも食べる。飲むのも飲む（笑）。

> 入院中にね、いっぺん、飲んで（食べて）もらいました。ちょっと内緒じゃけど、ご褒美にね。お父さん張り切って、次のリハビリすごい頑張った。

――食事のときに咳き込むことは？

とろみ剤もだいぶ使いましたけど、帰った当時は。じゃけどいまはだんだんになんかこう食べるようになったし、まあゴクンとこうのみ込むあれができたから。ゴクンとのむときに大変そうなときもあるけども、むせることもなく。

退院後、家で食べたときにむせることもあったんですが、むちゃくちゃに

ゴホンゴホン咳くようなことはなかったですけどな。まあちょっと2〜3べんコンコンいうて、これはちょっと違うとこ入ったかなと思って心配したこともあります。

コロッケの衣は食べさせられないでしょう?

―淑子さんの得意料理、おすし以外だとあとは何ですか?

コロッケ。自己流ですけど、私のコロッケには、けっこういろんなものを入れるんですよ。ひき肉、玉ねぎ、人参、お豆、それからゆで卵。人に出すときにはウズラの卵の小さいの、普通だったら鶏卵。

けど、いまはもう全然。お父さん中身だけしか食べられないでしょう?衣はパサパサしているから食べさせられないでしょう?中身だけだと変だと思うので、いまはもうつくっていないんです。

そうですよね。コロッケを食べさせたいんです。本当に好きだったから。衣ごと食べるようにできるのなら食べさせたい。

―嚥下食のレトルトも市販されていますが使っていますか?

使っています。最近、いろいろな嚥下食のレトルトがでているでしょう?レベルが1から5までの。それでちょっと、面倒だなと思うときは、レトルトの嚥下食を買ってきて、食べてもらったりしました。結構、いろいろな種類があるんです。おいしそうに食べてます。

いまはもう胃瘻せんでよかったと思うとります、本当に。口から食べる楽しみは大事だから。

> 今度つくったレシピではコロッケの衣を飲み込めるように工夫したんです。衣がパサパサしないように、最後にわらびもち粉でとろみをつけたタレをかけます。コロッケは衣があるからコロッケなんだし。

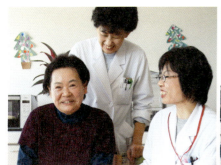
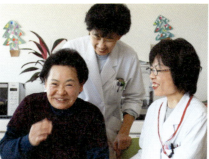
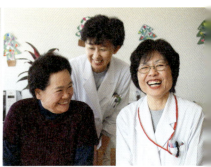

――毎日毎日介護して、食事つくって疲れるな、とかということはあるんですか？

　疲れたと思ったら、お父さんが寝ていれば、私も寝ますから（笑）。二人暮らしで、誰も文句言う人もないし、私が倒れたら困ると思うから自由にしてます、いまは。だからそれほど困っていることはないのです。

> いったん自分の食事をつくって、それをお父さん用につくり直してるんですか

　いまは、つくり直すというのではなく、まあちょっと小さく切るだけだったりします。そんなにやわらかくすることは、あんまりないです。最初は、これ食べさせたいけど、のどにつかえるだろうかとかだいぶ心配しながら食べさせていました。

　いまは、刺身…うちはもうサーモン一筋なんですが…を小さく切って、ちょっとおしょうゆかけて食べられるくらいになっています。

　食事をつくるときはいつも、これ食べてのどにつかえないか、考えています。これはちょっと危ないかなと思うときにはとろみを付けたり、そういうことをして食べてもらっています。

> 最後にアドバイス。台所に離乳食の調理セット（下の写真・右）をおいておくと、嚥下食につくり直せるので便利です。そのほか、スーパーや通販で買えるおすすめ商品を84～87ページにまとめています。肩に力を入れずに食事を楽しみましょう

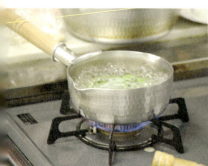
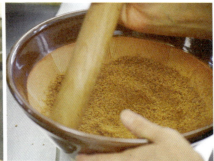
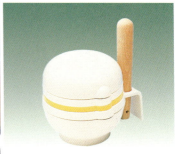

楽しみましょう―
デザートと飲みもの

見た目もおいしさもとりどりのデザートと、お酒も楽しめるドリンクのレシピです。
パティシエの本格派スイーツの作り方も紹介しています。

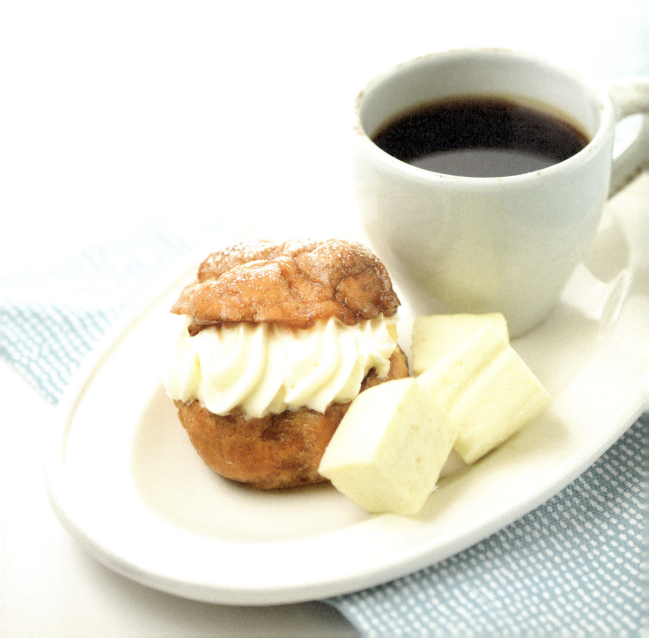

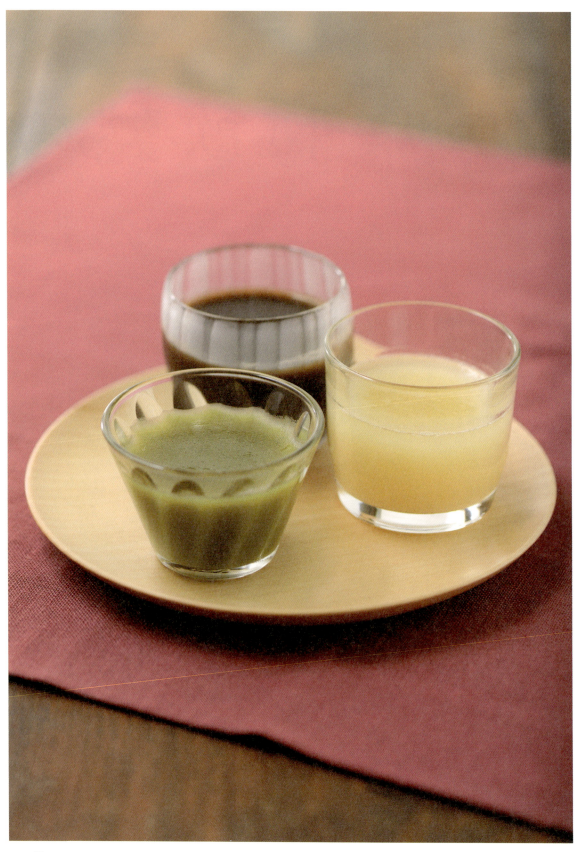

水ようかん（抹茶、ほうじ茶）1j

■材料（6人分）

- A
  - ジェラーレブラン（84ページ参照）……5g
  - 水……50cc
- B
  - 水……200cc
  - 砂糖……40g
  - 抹茶パウダー……2〜3g
  - またはほうじ茶パウダー……4g
- 粉寒天……小さじ½
- 白あんまたは黒あん……200g

1 耐熱容器にAを入れ、30分ほどふやかしておく。粒が大きくなり十分にふやけたら（**写真**）、湯煎にかけて粒がなくなるまで溶かす。

2 Bを鍋に入れて泡立て器でよく混ぜ、弱火にかける。抹茶パウダーまたはほうじ茶パウダーが溶けて、鍋のふちが泡立つくらいになったら火を止め、白あんまたは黒あんを加えて混ぜる。再び火にかけ、温まったら**1**を加え、均一になるまで混ぜる。

3 火から下ろし、粗熱を取る。容器に分け入れ、冷蔵庫で5時間冷やし固める。

・ジェラーレブランは十分ふやかさないと、きれいに溶けません。粒が残らないように溶かしてください。

・分離しないよう、粗熱を取ってから容器に分け入れます。

・冷蔵庫で5〜6時間冷やせば型抜きできるくらいに固まりますが、しっかり固める場合には一晩冷蔵庫に入れてください。

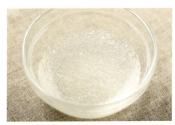
ジェラーレブランをふやかした状態

水ようかん（りんご）1j

■材料（6人分）

- A
  - ジェラーレブラン（84ページ参照）……5g
  - 水……50cc
- B
  - 水……160cc
  - 砂糖……30g
  - 粉寒天……小さじ½
  - リンゴ……80g
  - レモン汁……適量
  - 白あん……80g

1 耐熱容器にAを入れ、30分ほどふやかしておく。粒が大きくなり十分にふやけたら（**写真**）、湯煎にかけて粒がなくなるまで溶かす。

2 リンゴは皮をむいてすりおろし、レモン汁で色止めする。

3 鍋にBを入れて泡立て器でよく混ぜ、弱火にかける。鍋のふちが泡立つくらいに温まったら火を止め、白あん、**2**のすりおろしたリンゴを加えて混ぜる。再び火にかけ、温まったら**1**を加え、均一になるまで混ぜる。

4 火から下ろし、粗熱を取る。容器に分け入れ、冷蔵庫で5時間冷やし固める。

アレンジ

・水のかわりに日本酒を使ってもおいしくできます。その場合は、砂糖と抹茶パウダー、ほうじ茶パウダーは除いて作ります。

・抹茶パウダーには白あん、ほうじ茶パウダーには黒あんが合います。

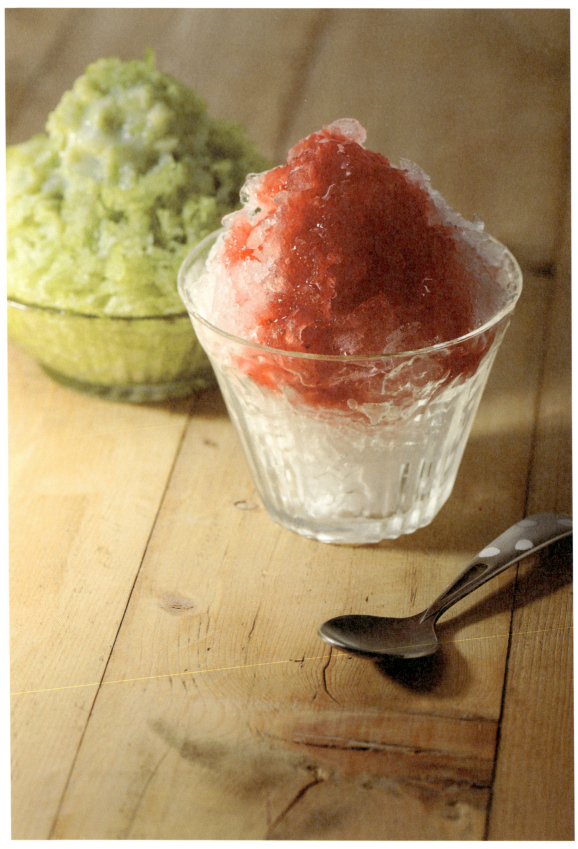

かき氷 0t

材料（1人分）
水……100cc
砂糖……少々
トロメリンV（85ページ参照）……3g
好みのシロップ……適量
練乳……適量

1 水に砂糖を加えてよく溶かす。泡立て器やスプーンで混ぜながらトロメリンVを加え、もったりとしてきたら製氷皿に入れて一晩凍らせる。
2 製氷皿から取り出してかき氷器でかき氷を作り、好みのシロップや練乳をかける。

・本書ではとろみ調整食品として、トロメリンV（三和化学）(85ページ参照）を使用しています。素材の味が変わらずおいしいですが、塩化カリウムが含まれているため、腎機能が低下している方は注意が必要です。医師や管理栄養士に相談してください。
・「濃いとろみ」（8ページ参照）くらいのとろみが食べやすいです。

アレンジ
水のかわりにお茶、ジュース、イオン飲料など何にでも応用できます。口腔ケアや水分補給に利用できます。

緑茶かき氷 0t

材料（1人分）
水……100cc
煎茶……適量
砂糖……適量
トロメリンV（85ページ参照）……3g
練乳……適量

1 鍋に水を入れて沸かし、茶葉と砂糖を加える。茶葉の色が出たら、茶葉ごとミキサーにかけて、裏ごし器でしっかりと裏ごしする。
2 **1**を泡立て器やスプーンで混ぜながらトロメリンVを加え、もったりとしてきたら製氷皿に入れて一晩凍らせる。
3 製氷皿から取り出してかき氷器でかき氷を作り、好みで練乳をかける。

・茶葉を「お茶挽き香房」（87ページ参照）で挽くと、裏ごししやすくなります。

memo
お茶の葉もいっしょに食べるのでカテキンたっぷり。口腔ケアに利用できます。

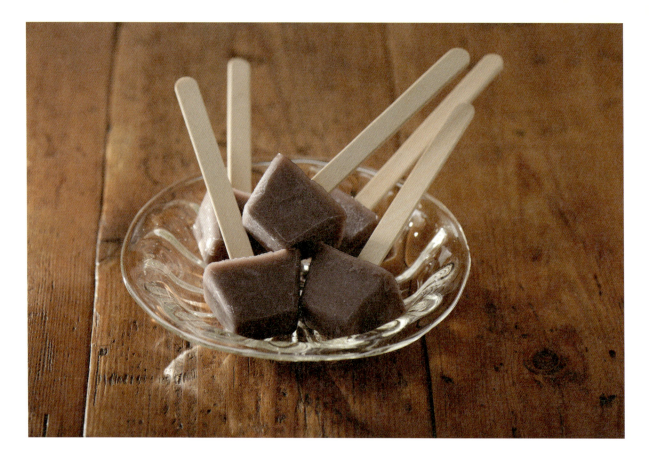

あずきバー 4

材料（8人分）

- A
  - 水……100cc
  - 砂糖……大さじ2
  - コーンスターチ……大さじ1
  - わらびもち粉……大さじ2
- こしあん（黒）……100g
- 塩……少々

1. 鍋にAを入れ、泡立て器でよく混ぜて溶かす。こしあんを加え、さらに混ぜる。混ぜながら火にかけ、少しもったりとしてきたら火から下ろす。固すぎると食感が悪くなるので、泡立て器ですくってとろとろと落ちるくらいを目安にする。
2. 混ぜながら粗熱を取り、型に流し入れて冷凍庫で一晩冷やし固める。スティックを差して凍らせると食べやすい。

アレンジ

抹茶風味
こしあんを白あんにかえて、水100ccに抹茶パウダー1gを茶こしでふるってよく溶かす。そのほかの作り方は同じ。

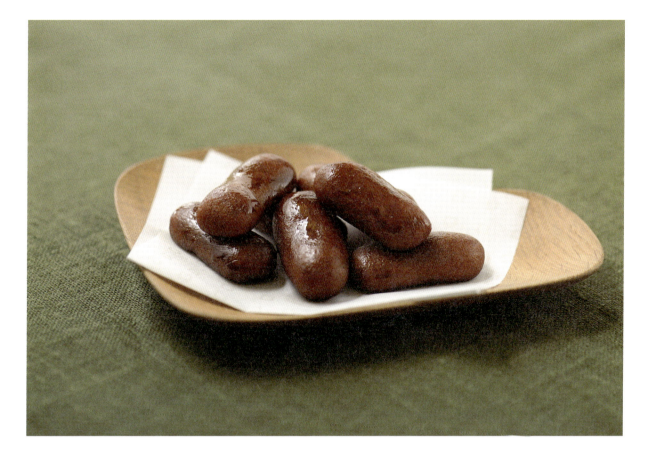

かりんとう 4

材料(10人分)

- さつまいも……100g
- A
  - 小麦粉……20g
  - 黒糖……20g
  - 塩……少々
  - ベーキングパウダー……1g
  - ショートニング……10g
- B
  - 黒糖……10g
  - 砂糖……10g
  - 水……10g
- 揚げ油……適量

しぼり袋
口金(直径2cm)

1 さつまいもは皮をむき、ゆでて水気を切り、裏ごしする。

2 Aと1のいもをすべてボウルに入れて混ぜ合わせ、直径2cmくらいの口金を付けたしぼり袋に入れ、冷蔵庫で30分寝かせる。オーブンは180℃にあたためておく。

3 天板にクッキングシートを敷き、2を5cmの棒状に絞り出す(写真)。180℃にあたためたオーブンで30分焼いて、冷ます。

4 3を180℃の油できつね色に揚げ、冷ます。

5 Bを鍋に入れ、火にかけて溶かし、ツヤが出るまで練る。4にハケで塗って乾かす。

・材料を混ぜ合わせた後、冷蔵庫で寝かせることで粉が馴染み、扱いやすくなります。

・油で揚げすぎると固くなるので注意してください。

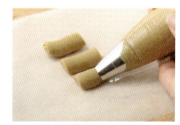

生地をしぼり袋で5cmにしぼり出す

デザート・飲みもの

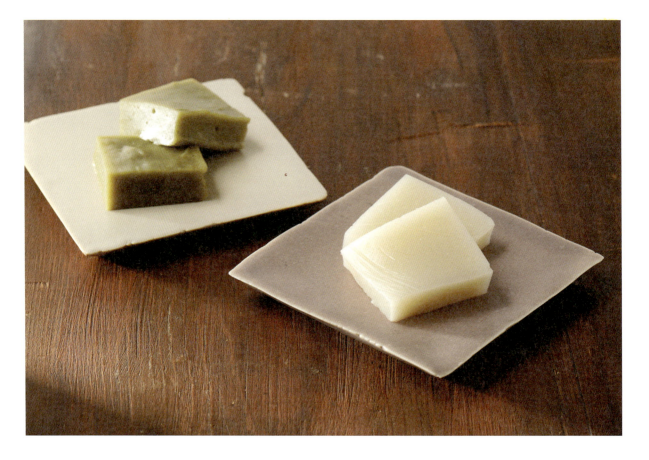

ういろう 4

材料（5人分）

A
- わらびもち粉……10g
- 上新粉……10g
- 小麦粉……10g

B
- 砂糖……20g
- イナアガーL（84ページ参照）……6g
- 水……150cc
- こしあん（白）……100g
- 塩……少々

1 Aをあわせて2回ふるっておく。
2 鍋にBを入れてよく混ぜ合わせ、水を加えて火にかける。軽く沸騰させてよく溶かし、火を止める。
3 混ぜながら1を少しずつ加える。全体がまとまったらこしあんと塩を入れ、さらに混ぜながら火にかける。
4 透明感が出て、生地をすくっても垂れないくらいもったりしてきたら火を止め、バットに入れて表面を平らに整える。粗熱が取れたら冷蔵庫に入れ、2時間冷やし固める。

アレンジ

抹茶風味
抹茶パウダー小さじ2½を1でいっしょにふるう。

桜風味
桜リキュール大さじ1を3で加える。

柚子風味
柚子果汁大さじ1を、4で火を止めた後に加える。

そのほかの作り方は同じです。いずれも白あんのかわりに黒あんを使ってください。

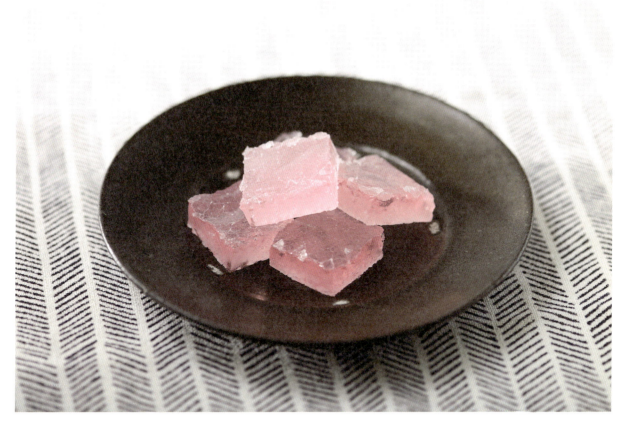

桜の琥珀糖(こはく) 4

外はシャリっと、中は柔らかな寒天のゼリーです。
桜リキュールを使って、見た目の美しさと香りを楽しんでください。

材料(10人分)

粉寒天……1g
水……70cc
白ザラメ……100g
桜リキュール……大さじ2

1 鍋に水と粉寒天を入れ、よく混ぜてから火にかける。5分沸騰させて、よく煮溶かす。白ザラメを加え、もったりするくらいまで練る。桜リキュールを加えて混ぜ、粗熱を取る。型に流し入れ、冷蔵庫で1時間冷やし固める。

2 1を風通しのよいところで陰干しする。表面に砂糖の結晶ができるくらい、2～3日かけて十分に乾燥させ、一口大に切り分ける。

・寒天で固めているため、固めの仕上がりになります。

デザート・飲みもの

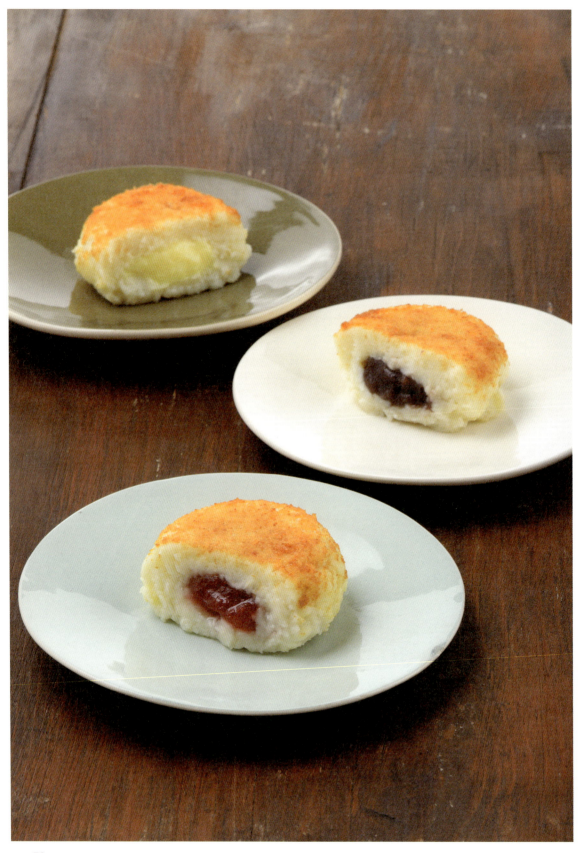

72 デザート・飲みもの

あんぱん 4

材料（6人分）

食パン (13ページ参照) ……1 枚分
┌ こしあん（黒）……160g
│ 水……40cc
│ イナアガーF (84ページ参照) ……3g
│ 砂糖……小さじ1
└ 溶き卵……20g
　バター……適量

① 鍋にイナアガーFと砂糖を入れてよく混ぜ、水を加えて火にかけ軽く沸騰させる。こしあんを加え、全体がよく混ざったら火から下ろし、混ぜながら粗熱を取る。
② 13ページを参照し、食パンを③のステップまで作る。
③ 半球形の型の内側に薄くバターを塗り、底にローストしたパンの耳をまんべんなくふる。パンの耳の残りはとっておく。
④ パンの2/3量を型の中に入れ、真ん中に①のあんを置き（写真）、残りのパンをあんが隠れるように上にのせる。パンのつなぎ目をならしてパンの耳の残りをまんべんなくふり、冷蔵庫で1時間冷やし固める。固まったら型から取り出し、形を整える。
⑤ 表面に溶き卵を塗り、温めたトースターで1分焼く。表面が乾いて照りがついたらできあがり。

クリームパン 4

材料（6人分）

食パン (13ページ参照) ……1 枚分
┌ カスタードクリーム（市販品）
│ ……160g
│ 牛乳……40cc
│ イナアガーF (84ページ参照) ……4g
│ 砂糖……小さじ1
└ 溶き卵……20g
　バター……適量

作り方はあんぱんと同じ。中のあんをカスタードクリームに変える。

カスタードクリーム
あんぱんの①を参照し、水を牛乳に、こしあん（黒）をカスタードクリームにかえて作る。

ジャムパン 4

材料（6人分）

食パン (13ページ参照) ……1 枚分
┌ 裏ごししたいちごジャム……160g
│ 赤ワイン……40cc
│ イナアガーF (84ページ参照) ……4g
│ 砂糖……小さじ1
└ 溶き卵……20g
　バター……適量

作り方はあんぱんと同じ。中のあんをジャムに変える。

ジャム
あんぱんの①を参照し、水をワインに、こしあん（黒）をイチゴジャムにかえて作る。

・すぐに食べない場合は冷蔵庫で保存し、食べる前に電子レンジで30秒あたためてください。
・パンの中に入れるあんやクリーム、ジャムはお好みの量にしてください（本書では多めにしています）。
・冷凍保存もできるので、作り置きすることも可能です。

> **アレンジ**
> カスタードクリームのかわりに、カスタードプリンを入れてもおいしいです。中のあんを変えると、いろいろなバリエーションが楽しめます。

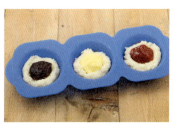

パン生地の真ん中にあん、クリーム、ジャムをのせる

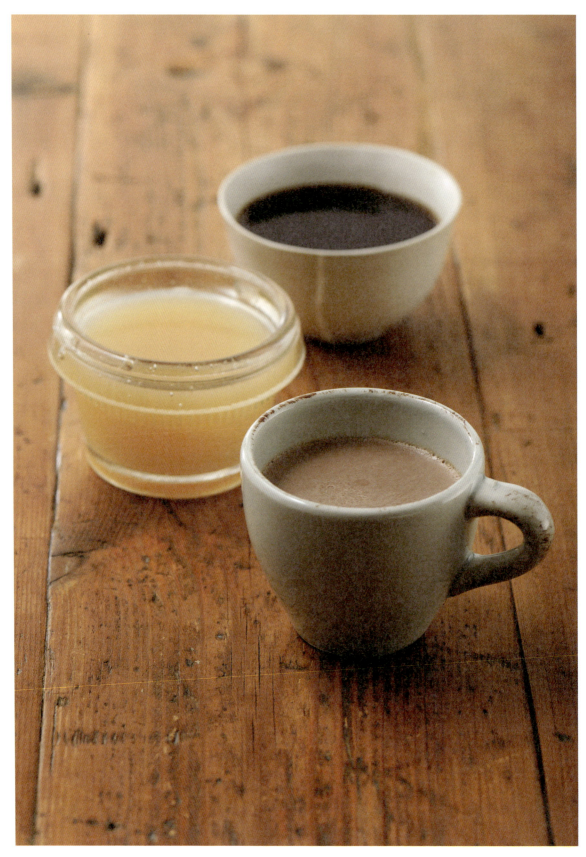

ココアムース 2-1

材料（4人分）

A
- 絹ごし豆腐……50g
- 牛乳……50cc
- はちみつ……小さじ1
- ココア……大さじ1

B
- 牛乳……100cc
- グラニュー糖……小さじ2
- 粉寒天……1g

C
- 粉ゼラチン……3g
- 牛乳……50g

- 生クリーム……20g

1. Cの粉ゼラチンを牛乳でふやかしておく。
2. Aをミキサーにかける。
3. Bを鍋に入れ、よく混ぜたら火にかけ、混ぜながら2を少しずつ加える。
4. 鍋のふちがふつふつと煮立ってきたら火を止め、1と生クリームを加えてよく混ぜる。
5. 十分に混ぜながら粗熱を取り、容器に入れて冷蔵庫で4時間冷やし固める。

アレンジ

ココアのかわりに抹茶やほうじ茶、紅茶、コーヒーなどでも作れます。

黒糖ゼリー 0j 4

材料（5人分）

コード 0J 用
- 水……400cc
- 黒糖……100g
- 粉ゼラチン……7g

コード 4 用
- 水……400cc
- 黒糖……100g
- 粉寒天……7g

コード 0J 用
1. 鍋に水と黒糖を入れて火にかけ、よく溶かす。鍋のふちがふつふつと沸いてきたら火を止め、泡立て器でかき混ぜながら、少しずつ粉ゼラチンを振り入れてよく溶かす。
2. 型に流し入れ、冷蔵庫で5時間冷やし固める。

コード 4 用
1. 鍋に水と黒糖を入れ、火にかけて混ぜる。鍋のふちがふつふつと沸いてきたら火を止め、泡立て器でかき混ぜながら、少しずつ粉寒天を振り入れてよく溶かす。
2. 型に流し入れ、冷蔵庫で1時間冷やし固める。

- 寒天で作ったものは水が浸み出し（離水）やすいため、嚥下コードが大きくなります。
- 粉ゼラチンは一度に入れると固まってしまうので、混ぜながら少しずつ振り入れるときれいに溶けます。
- ゼラチンは冷蔵庫で冷やす時間が長いほどしっかり固まります。

ネクターゼリー 1j

材料（2人分）

- ネクタージュース……1本
- 水……適量
- 粉ゼラチン……3g

1. ネクタージュースの分量を量り、全体が200ccになるよう水を加え、鍋に入れて火にかける。ふつふつと煮立ってきたら火を止め、泡立て器で混ぜながら少しずつ粉ゼラチンを振り入れ、よく溶かす。
2. 型に流し入れ、冷蔵庫で5時間冷やし固める。

- ネクタージュースは果肉ピューレを含み濃度が高いため、舌で押しつぶす必要があるくらいの固さにできあがります。

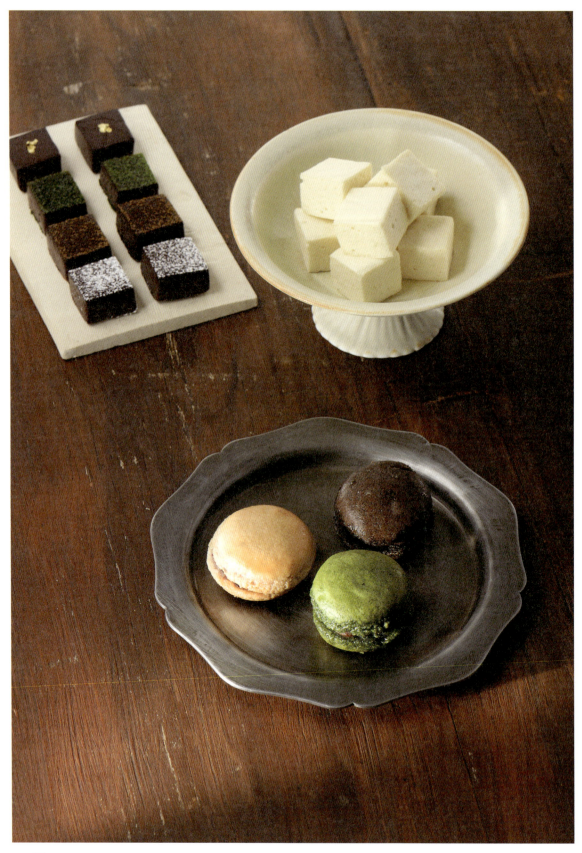

76 デザート・飲みもの

マカロン 3

> パティシエの本格レシピ

焼き上がったマカロンにゼリーをかけて、飲み込みやすくします。作り方は少し難しいですが、本格的なおいしさを味わえるので、ぜひチャレンジしてみてください

材料（10個分）

生地
- A
  - アーモンドプードル……60g
  - 粉砂糖……100g
  - ココアパウダー……6g
- 卵白……50g
- 乾燥卵白……1g
- グラニュー糖……15g

ガナッシュ
- スイートチョコ……100g
- 生クリーム（乳脂肪分35％）……115g
- 水あめ……4g
- バター……10g

上かけゼリー
- 介護食用ソフト寒天（84ページ参照）……4g
- グラニュー糖……30g
- 水……120g
- 水あめ……10g
- グランマニエ……20g

- しぼり袋
- 乾燥用網

[下準備]
- オーブンを200℃に予熱しておく
- Aの粉は合わせて3回ふるっておく
- スイートチョコは細かく刻んでボールに入れ、バターは室温に戻しておく

1. ボウルに卵白と乾燥卵白を入れ、卵白のコシを切りながら泡立て器で泡立てる。コシが切れたらグラニュー糖を加え、ツノが立つくらいしっかり泡立ててメレンゲを作る（写真上）。
2. Aの粉類を少しずつ加え、ゴムベラで粉とメレンゲをなじませる。生地をボールに軽く押しつけて、折り重なるように落ちるくらいになればOK。
3. 先を丸く切ったしぼり袋に入れ、直径3cmくらいの円になるようにしぼり出す（写真中）。オーブンを160℃に下げて12分焼く。

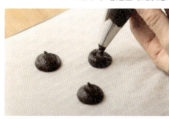
メレンゲを泡立てた状態

生地をしぼり袋で3cmの円にしぼり出す

ガナッシュ
生クリームと水あめを鍋に入れ、火にかけて沸騰させる。刻んだスイートチョコに加え、泡立て器で混ぜる。室温に戻したバターを加えて混ぜ、別の容器に移しておく。

上かけゼリー
鍋に介護用ソフト寒天とグラニュー糖を入れてよく混ぜてから、水を加えて火にかける。沸騰させたら水あめを加えて混ぜ、再度、沸騰させる。グランマニエを加えて混ぜる。

仕上げ
上かけゼリー（60℃以上）にマカロンを浸し（写真下）、ゼリー液が十分に浸みこんだら網に置いて乾燥させる。乾いたマカロンにガナッシュをしぼり出し、別のマカロンでサンドする。

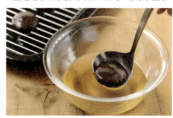
マカロンを上かけゼリーに浸す

- 卵白はさらさらになるよう、しっかりコシを切ってください。
- 粉類を混ぜすぎると、焼いたときに膨らまず、歯にくっつきやすい食感になるので注意してください。

memo
フランボワーズ顆粒
フランボワーズ（ラズベリー）を乾燥させて顆粒に加工したもの。製菓専門店などで購入できる。

アレンジ

抹茶のマカロン
Aの粉砂糖とココアパウダーを、粉砂糖95gと抹茶粉3gにかえる。

フランボワーズのマカロン
Aの粉砂糖とココアパウダーを、粉砂糖95gとフランボワーズ顆粒3gにかえる。

そのほかの作り方は同じです。

チョコレート 1j　ギモーヴ 3

パティシエの本格レシピ

チョコレート 1j

材料（20人分）
[21.5×16×2.5cmのバット1台分]
- チョコレート（カカオ70%）……105g
- ラズベリーリキュールまたは好みのキュール……適量
- 介護食用ソフト寒天（84ページ参照）……6g
- 牛乳……250cc
- 卵黄……3個分
- グラニュー糖……50g
- 生クリーム（乳脂肪分45%）……50cc
- 抹茶粉、ほうじ茶粉、粉糖……適量

料理用温度計

1 チョコレートをボウルに入れ、湯煎にかけて溶かし、リキュールを加えて混ぜる。
2 介護食用ソフト寒天と牛乳を鍋に入れてよく混ぜ、火にかけて80℃まで温める。
3 別の鍋に卵黄とグラニュー糖、生クリームを鍋に入れ、よくすり混ぜて 2 を加え、火にかけて83℃まで温める。
4 1 のチョコレートに 3 を混ぜながら加え、型に流し入れて冷蔵庫で1時間冷やし固める。切り分けて、好みで抹茶粉、ほうじ茶粉、粉糖をふるう。

・チョコレートを作るときは、かならず書かれている温度に調整してください。
・チョコレートに他の材料を加えるときは、混ぜながら加えるようにすると作業しやすくなります。口当たりをよくするため、空気を入れないように混ぜてください。

ギモーヴ 3

材料（20人分）
[21.5×16×2.5cmのバット1台分]
- 果汁100%ジュース（好みのもの）……200cc
- グラニュー糖……100g
- レモン汁……大さじ1
- 粉ゼラチン……20g
- 水……120cc

[下準備]
● バットにクッキングシートを敷く
● 水に粉ゼラチンを振り入れてふやかし、湯煎にかけて溶かしておく

1 鍋にジュースとグラニュー糖を入れ、沸騰させる。あらかじめふやかしたゼラチンとレモン汁を加えてよく混ぜ火から下ろす。
2 1 を湯煎にかけながらハンドミキサーで20分泡立てる。湯煎から外してもったりするまで泡立て続け、泡立て器を持ち上げてスジが残るくらいになったら、クッキングシートを敷いたバットへ一気に流し入れる。冷蔵庫で2時間冷やし固め、食べやすい大きさに切り分ける。

・ハンドミキサーで泡立てるときは、泡立て器のスジが残るくらいを目安にします。湯煎の温度（60℃）に注意し、しっかり泡立ててください。

アレンジ
冷蔵庫で固めた後、型抜きをしてジャム（73ページ参照）をはさんでも楽しめます。

memo
フランス育ちのマシュマロ、ギモーヴは、果物のピューレにゼラチンを合わせ、泡立てて固めたスイーツです。マシュマロよりもジューシーでしっとりした口当たりが魅力です。

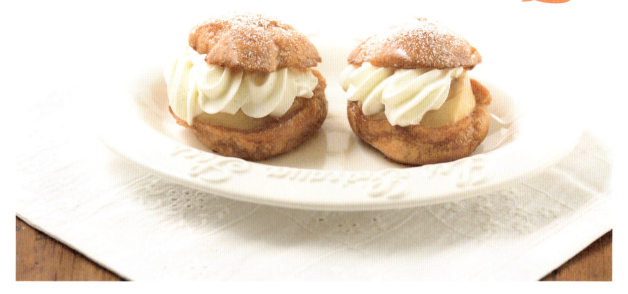

シュークリーム 4

材料（8人分）

シュー皮
- A
  - 牛乳……40cc
  - 水……40cc
  - バター……50g
- 薄力粉……50g
- 溶き卵……2個分

シロップ
- 紅茶の抽出液（濃いめ）……130cc
- グランマニエまたは
  好みのリキュール……10cc
- 介護食用ソフト寒天（84ページ参照）
  ……4g
- グラニュー糖……30g

- ホイップクリーム（市販品）……適量
- カスタードプリン（市販品）……適量
- マーマレード……適量
- 粉糖……適量

- しぼり袋
- 料理用温度計

[下準備]
- オーブンは200℃に予熱しておく
- 薄力粉は2回ふるっておく

1. シュー皮を作る。鍋にAを入れて弱火にかけ、バターが溶けたら強火にして沸騰させる。火を止めてからふるった薄力粉を一気に加え、ひとまとまりになるまで木べらでしっかり混ぜる。
2. 1を中火にかけて、鍋底にうっすら白い膜ができるまで熱する。ボウルに移し、熱いうちに溶き卵を3〜4回に分けて加える。木べらからゆっくり落ちるくらいの柔らかさにする。
3. 先を丸く切ったしぼり袋に入れ、直径3cmくらいの円になるようしぼり出す（77ページ参照）。
4. 予熱したオーブンに入れ200℃で15分焼き、180℃に下げてさらに15分焼く。焼き上がったら、プリンが挟めるように切り込みを入れる。
5. シロップを作る。鍋に介護食用ソフト寒天とグラニュー糖を入れて混ぜ、濃いめに抽出した紅茶液と合わせてよく混ぜる。軽く沸騰させて火を止め、リキュールを加える。
6. 5のシロップ（60℃以上）にシュー皮を浸して網にのせ（写真）、冷蔵庫で30分冷やし固める。

盛りつけ

1. マーマレードを湯煎で温めて、裏ごし器でこす。
2. シュー皮を冷蔵庫から取り出し、表面に1を温かいうちにハケで塗る。カスタードプリンとホイップクリームを挟み、仕上げに、軽く粉糖をふる。

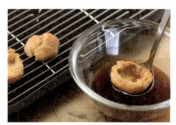

シュー皮をシロップにくぐらせる

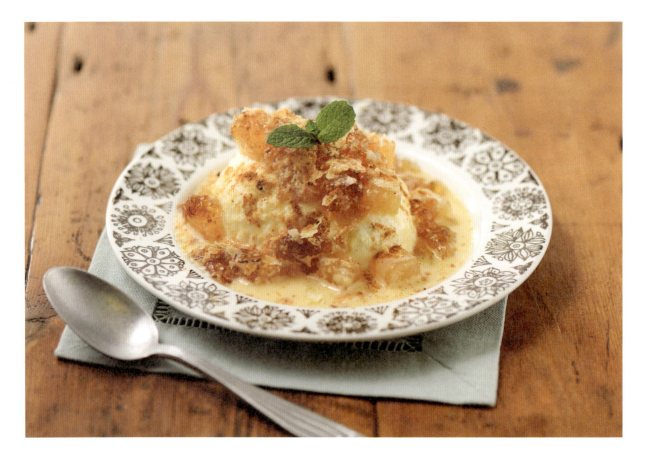

アップルパイ 4

材料（10人分）

ヨーグルトムース
- 水……15cc
- 粉ゼラチン……3g
- クリームチーズ……100g
- 生クリーム（乳脂肪分35％）……50cc
- ヨーグルト（無糖）……120g
- グラニュー糖……30g
- レモン汁……小さじ1

リンゴゼリー

A
- すりおろしリンゴ……100g
- 水またはリンゴジュース……100cc
- はちみつ……小さじ1
- グラニュー糖……10g
- 粉寒天……1g

- シナモンパウダー……少々

メープルジュレ
- メープルシロップ……100g
- 水……100cc
- 粉ゼラチン……3g

アングレーズソース
- 牛乳……100cc
- 卵黄……1個分
- グラニュー糖……20g
- 薄力粉……5g
- バニラエッセンス……適量

- パイシート（市販品）……適量
- コーヒーフィルター

パティシエの本格レシピ

[下準備]
- 冷凍パイシートを200℃のオーブンまたはトースターできつね色になるまで焼く
- コーヒーフィルターを敷いたザルにヨーグルトを入れ、3時間水切りする（水切り後は量が半分になる）
- クリームチーズは室温に戻し、薄力粉はふるっておく
- 粉ゼラチンを分量の水でふやかし、湯煎で溶かしておく

ヨーグルトムース

1. ボウルにクリームチーズを入れ、泡立て器でクリーム状になるまで混ぜる。グラニュー糖を加えてよく混ぜ、生クリーム、水切りしたヨーグルトを加えてさらに混ぜる。最後にレモン汁を入れて混ぜる。
2. 湯煎で溶かしたゼラチンを1に加えてよく混ぜる。型に入れ、冷蔵庫で3時間冷やし固める。

リンゴゼリー

1. 鍋にAを入れてよく混ぜ、火にかける。鍋肌がふつふつしてきたら火を止め、シナモンパウダーを加えて粗熱を取る。
2. バットに流し入れ、冷蔵庫で1時間半冷やし固める。固まったら1.5cm角に切っておく。

メープルジュレ

1. 鍋に水とメープルシロップを入れ、よく混ぜたら火にかける。鍋肌がふつふつしてきたら火を止め、混ぜながら粉ゼラチンを振り入れる。
2. バットに流し入れ、冷蔵庫で1時間冷やし固める。

アングレーズソース

1. 鍋に牛乳を入れ温める。
2. ボウルに卵黄とグラニュー糖を入れ、白っぽくもったりするまで混ぜる。ふるった薄力粉を加え、さっくり混ぜる。1の牛乳を少しずつ加えてよく混ぜ、鍋に戻す。
3. 火にかけ、ゴムベラでとろみがつくまで混ぜ、バニラエッセンスを加える。火から下ろし、冷水にあてながら粗熱を取る。

盛りつけ

皿にヨーグルトムースを盛り、上からリンゴゼリーを飾りつける（写真左）。メープルジュレをかけたら、1mmくらいに細かく砕いたパイ生地をかけ（写真中）、その上にアングレーズソースをかける（写真右）。

- 食べるときは、砕いたパイ生地をソースとジュレでよく混ぜてください。
- リンゴゼリーが多いほど飲み込みやすくなります。
- アングレーズソースのとろみは、ゴムベラでソースをすくって指でスジを引き、そのスジが残るくらい（さらさらしていてよい）です。
- ミントやチャービルなどを飾ると見た目がよく、食欲もわきます。

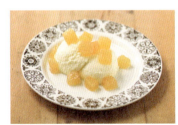
ヨーグルトムースにリンゴゼリーを飾る

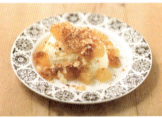
メープルジュレとパイ生地をかける

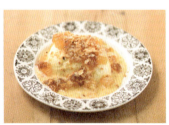
アングレーズソースをかける

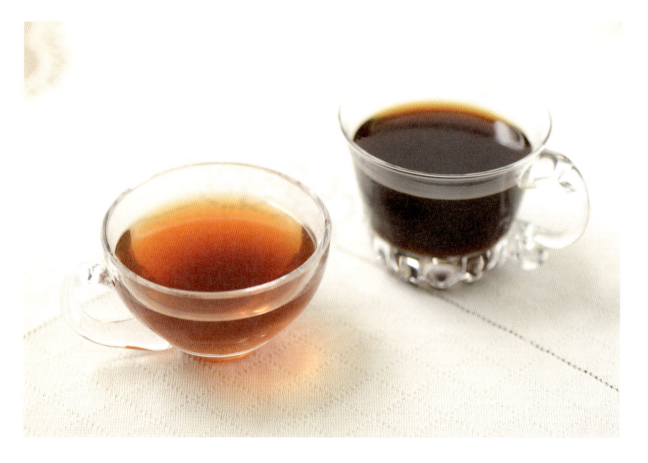

紅茶ゼリー Oj

▌材料（2人分）

紅茶の抽出液……200cc
グラニュー糖……小さじ4
粉ゼラチン……3g

❶鍋に紅茶とグラニュー糖を入れてよく混ぜ、火にかける。軽く沸騰したら火を止め、かき混ぜながら粉ゼラチンを振り入れる。溶けたら火から下ろし、粗熱を取る。
❷型に流し入れ、冷蔵庫で4時間冷やし固める。

コーヒーゼリー Oj

▌材料（2人分）

コーヒー……200cc
グラニュー糖……小さじ4
粉ゼラチン……3g

作り方は紅茶ゼリーと同じ。

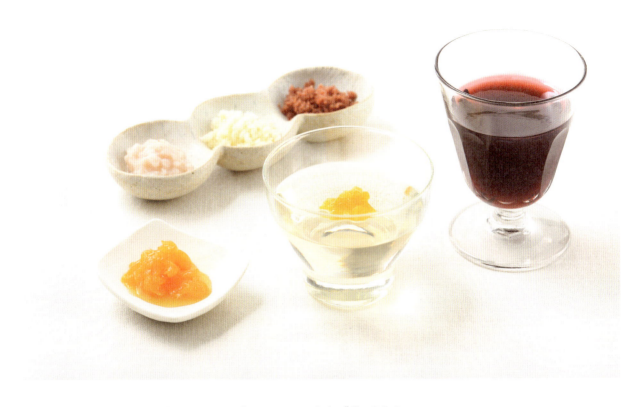

楽酒 Oj

お好みのおつまみをのせて、オードブル感覚でどうぞ。
水で薄めずにつくるので、酒そのものの味が楽しめます。

材料（1人分）

日本酒……40g

A ┌ ジェラーレブラン（84ページ参照）
　│ 　……1g
　└ 日本酒……10g

トッピング

B ┌ カニ缶……適量
　│ チーズタラ……適量
　│ おつまみベーコン……適量
　│ 夏みかん……適量
　└ はんぺん……適量

1. 鍋にAを入れて混ぜ合わせ、30分おいてふやかしておく。十分にふやけたら（65ページ参照）、湯煎にかけて粒がなくなるまでよく溶かす。
2. ボウルに日本酒を入れ、1を加えて混ぜ、器に流し入れて冷蔵庫で一晩冷やし固める。
3. トッピングを準備する。Bのカニ缶、チーズタラ、おつまみベーコンは別々に細かく刻み、½量のはんぺんを加えてすり鉢でするかミキサーにかける。
4. 2が固まったら、その上に3のトッピングを盛りつける。夏みかんは甘皮もむき、実をつぶにほぐして2の上に盛りつける。上から別に作ったAをかけて冷蔵庫で3時間冷やし固める。

- ジェラーレブランについては65ページを参照してください。
- トッピングの粒が口に残る場合は、裏ごしすると口当たりがよくなります。
- トッピングを塩味のものにすると酒に甘みが感じられ、フルーティな柑橘系の果物もよく合います。

アレンジ

日本酒以外にも、ワインなどお好みのお酒で作っても楽しめます。

あかいわチームクッキングの嚥下食のための
おすすめ商品一覧

嚥下食をつくるためのいろいろな材料がありますが、
私たちが使いやすくてよいと思っている食材やとろみ調整食品、
あったら便利な道具・食器を紹介します。

イナアガーL
●伊那食品工業株式会社

海藻を原料とした植物性ゼリーの素。ゼラチンと寒天のあいだくらいの、ぷるんとした食感。

入手方法：通信販売

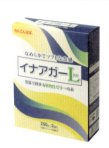

介護食用ソフト寒天
●伊那食品工業株式会社

細かく刻んだ料理や水分をソフトに固める寒天。ゼラチンに近い物性のゼリーとなり、室温で溶けない。普通の寒天よりも固める力が弱いため、ゼリー状のものからペースト状のものまでやわらかく作ることができる。

入手方法：通信販売

イナアガーF
●伊那食品工業株式会社

冷凍保存に対応した新しいタイプのゼリーの素。ゼリーやプリンは冷凍してから解凍すると水分が多く出る（離水）が、本品は冷凍しても離水が少なく、ゼリーやプリンの冷凍保存が可能。

入手方法：通信販売

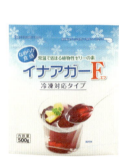

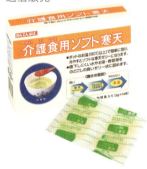

ゼラチン21
●新田ゼラチン株式会社

においがなく、素材の味をいかせる最高級ゼラチン。ふやかす手間がなく、お湯に直接振り入れて溶かすことができるため、素早くより衛生的に作業を進めることが可能。45℃で溶け、高温で加熱する必要がないので、濃厚流動食を固めるのにも利用できる。

入手方法：通信販売

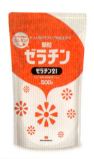

ジェラーレブラン
●新田ゼラチン株式会社

味やにおいのない高品質ゼラチン。一般的なゼラチンよりも口溶けがよい。低い温度で溶けるため、素材を加熱する必要がなく、素材の味がいかせる。

入手方法：通信販売

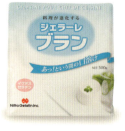

食材編

トロメリン V
●株式会社三和化学研究所

透明感のある、べたつきの少ないとろみがつくとろみ調整食品。素材の味を変えずにとろみがつけられる。ダマになりにくく使いやすい。

入手方法：通信販売

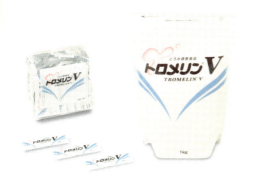

離乳食、ベビーフード

繊維質がなめらか、薄味で風味がよく、粒が小さめで食べやすい。種類も豊富で、手軽に使える。

入手方法：スーパーやドラッグストアで販売、
　　　　　通信販売

やさしい献立シリーズ
●キユーピー株式会社

おいしさ、食べやすさ、栄養素に配慮された介護食。温めるだけで食べられるので、手軽に利用できる。魚や肉もやわらかく加工してあり、食べやすい。

入手方法：スーパーや
　　　　　ドラッグストアで販売、
　　　　　通信販売

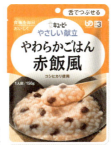

やわらかごはん
赤飯風

わらびもち粉（甘藷でん粉）

濃度によってとろみ付けから固形化までに対応。口のなかで溶けやすく、透き通った仕上がり。本わらび粉（わらび粉100%）では黒っぽい仕上がりになる。

入手方法：スーパーなどで販売

はんぺん

食材のつなぎとして使用できる。食材と合わせると、なめらかでふんわり仕上がり、形も整えられる。

入手方法：スーパー
　　　　　などで販売

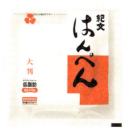

写真は紀文食品の
〈はんぺん大判〉

テルミールミニ Soup
（トマトスープ味・クリームシチュー味・和風鰹だし味）
●テルモ株式会社

濃厚流動食。そのまま飲んでもよいが、甘さ控えめなので食材と合わせやすい。ミキサーで調理する際、本品を水のかわりに用いると、栄養価を保つことができる。おすすめは和風鰹だし味。

入手方法：通信販売

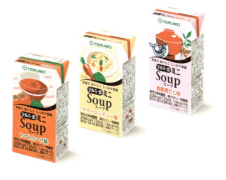

おすすめ商品　85

あかいわチームクッキングの嚥下食のための
おすすめ商品一覧

離乳食用調理セット

すり鉢、すりこぎ、裏ごし器、おろし板などのセット。ひとつにまとまるので場所を取らず、少量作るときに便利。

入手方法：ベビー用品売り場で販売

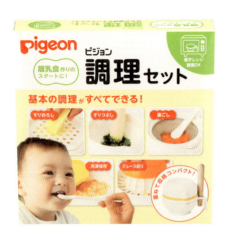
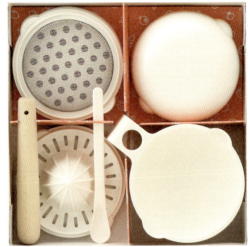

写真はピジョンの〈調理セット〉

ミルミキサー

食品を粉末状に加工する。少量の食材を撹拌したいとき、ミキサーの代わりに使用できる。

入手方法：家電量販店などで販売、通信販売

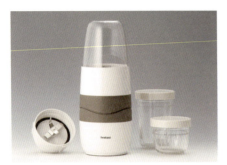

写真は岩谷産業の〈サイレントミルサー〉
（通信販売のみ）

小さめの泡立て器

全長10cmくらいの泡立て器（**写真右**）。お茶など少量の液体にとろみをつけたいときに便利。とろみが均一につく。

入手方法：スーパーなどで販売

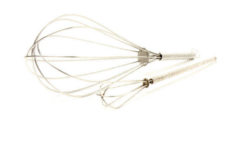

調理器具・食器編

Kamulier ++ COOCAN オリジナルスイーツスプーン
● COOCAN++

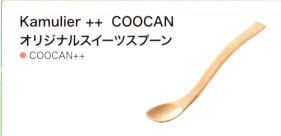

スイーツを楽しむために工夫されたスプーン。持ちやすくて料理をすくいやすく、口に運びやすい。あかいわチームクッキングも商品開発に参加、湯布院の工房でつくられている。

入手方法：通信販売

ウィルアシストカトラリーシリーズ＜ライトスプーン＞＜フォーク＞
● COOCAN++

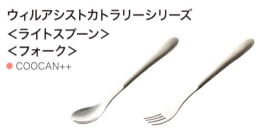

ステンレス製だが中が空洞になっているため軽く、持ち手には滑り止め加工が施されて持ちやすい。
ライトスプーン：先は丸い形で、どの方向からも口に運びやすくなっている。
フォーク：先は少し上向きになっており、刺した物が途中で落ちにくくなっている。

入手方法：通信販売

HANA カレー皿
● COOCAN++

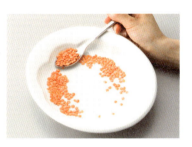

内側が花びらの形にくぼんだ美濃焼の皿。くぼみの部分に料理を寄せることで、スプーンですくいやすくなっている。見た目にもこだわり、家族全員で使えるデザイン。

入手方法：通信販売

アイネストシリーズ＜カーブマット＆トレイ＞
● COOCAN++

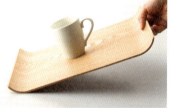

軽くて滑りにくいトレー。表面にノンスリップ加工が施されているので、滑りにくくて運びやすい。シンプルなデザインで、そのままランチョンマットとしても使用可能。

入手方法：通信販売

お茶挽き香房
● COOCAN++

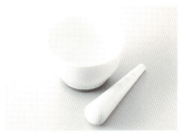

茶葉専用のすり鉢とすり棒のセット。緑茶を粉末にできるので、カテキンやビタミン、ミネラルをそのまま摂ることができる。底部分には滑り止めがついていて、挽きやすい。

入手方法：通信販売

● こだわりシニアに贈るギフト通販サイト COOCAN++ (クゥカンプラスプラス)
https://www.coocan.com/netshop/

おすすめ商品

嚥下食にするための食材の使い方（2）

ここにあげた材料を食材に合わせてうまく使うことで、普通食を嚥下しやすい食事に調整することができます。家族と同じメニューを、少しの工夫でおいしい嚥下食にしましょう。食べる方の状態に合わせ、各材料を組み合わせて固さを調整します。

▎はんぺん
—水分が少ない食材をまとめるとき

本書でのレシピ例：
魚料理（16ページ）、肉料理（17ページ）、
付け合わせ野菜（37ページ［水分が少ないもの］）

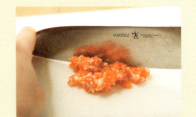

- 栄養価をあまり落とさずに食材をまとめることができる。
- やわらかくした食材に、つなぎとして使うことができる。
- はんぺん自体に味が付いているので、調理するときは塩分を控えめにする。

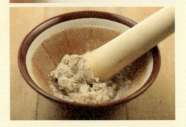

▎わらびもち粉、コーンスターチ
—パサパサした食材や水分が多い食材をまとめるとき

本書でのレシピ例：
揚げ物（41～45ページ）、付け合わせ野菜（37ページ［水分が多いもの］）、あずきバー（68ページ）

- 片栗粉よりもソフトな仕上がりと口溶けになる。
- 口のなかでまとまりやすく、ゆっくり溶ける。
- 熱を加えると半透明になるので、素材の色をいかしやすい。

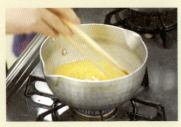
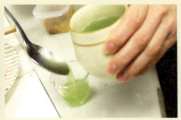
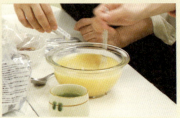

嚥下食レベル別の料理インデックス

(単位は、スイーツは1個分、そのほかは1人分)

コード 0j

均質で、付着性・凝集性・かたさに配慮したゼリー。
離水が少なく、スライス状にすくうことが可能なもの。

お茶ゼリー ……… 54
　15kcal　蛋白質 1.5g　塩分 0.1g

黒糖ゼリー（ゼラチン）……… 75
　76kcal　蛋白質 1.6g　塩分 0.1g

紅茶ゼリー ……… 82
　14kcal　蛋白質 1.4g　塩分 0g

コーヒーゼリー ……… 82
　17kcal　蛋白質 1.5g　塩分 0g

楽酒（日本酒、トッピングなし）……… 83
　55kcal　蛋白質 1.1g　塩分 0g

楽酒（赤ワイン、トッピングなし）……… 83
　40kcal　蛋白質 1.0g　塩分 0g

コード 0t

均質で、付着性・凝集性・かたさに配慮したとろみ水。

とろみ茶 ……… 54
　7kcal　蛋白質 0.2g　塩分 0g

かき氷 ……… 67
　48kcal　蛋白質 0.2g　塩分 0g

緑茶かき氷 ……… 67
　24kcal　蛋白質 0.5g　塩分 0g

コード 1j

均質で、付着性、凝集性、かたさ、離水に配慮したゼリー・プリン・ムース状のもの。

冷や奴 ……… 31
　24kcal　蛋白質 2.6g　塩分 0g

卵豆腐 ……… 31
　42kcal　蛋白質 3.9g　塩分 0.5g

水ようかん（抹茶、ほうじ茶）……… 65
　81kcal　蛋白質 4.1g　塩分 0g

水ようかん（りんご）……… 65
　50kcal　蛋白質 2.1g　塩分 0g

ネクターゼリー ……… 75
　53kcal　蛋白質 1.5g　塩分 0g

チョコレート ……… 78
　70kcal　蛋白質 1.2g　塩分 0.5g

コード 2-1

ピューレ・ペースト・ミキサー食など、均質でなめらかで、べたつかず、まとまりやすいもの。
スプーンですくって食べることが可能なもの。

ふんわりたまごスープ ……… 52
　19kcal　蛋白質 2.2g　塩分 0.7g

ココアムース ……… 75
　81kcal　蛋白質 3.5g　塩分 0.4g

コード 2-2

ピューレ・ペースト・ミキサー食などで、べたつかず、まとまりやすいもので不均質なものも含む。
スプーンですくって食べることが可能なもの。

昆布ペースト（レシピ全量分）……… 18
　28kcal　蛋白質 1.6g　塩分 1.4g

昆布ゼリー ……… 33
　13kcal　蛋白質 0.1g　塩分 0.1g

付け合わせ野菜
（Bの3品100gずつ合計分）……… 37
　88kcal　蛋白質 2.1g　塩分 0g

酢の物 ……… 38
　47kcal　蛋白質 0.5g　塩分 0.1g

コード 3

形はあるが、押しつぶしが容易、食塊形成や移送が容易、咽頭でばらけず嚥下しやすいように配慮されたもの。
多量の離水がない。

五分粥（米、1人分200g）……… 11
　284kcal　蛋白質 4.9g　塩分 0g

（飯、1人分300g）……… 11
　168kcal　蛋白質 2.5g　塩分 0g

（家族のご飯といっしょに炊くお粥、1人分130g）……… 11
　46kcal　蛋白質 0.8g　塩分 0g

食パン ……… 13
　74kcal　蛋白質 1.9g　塩分 0.2g

トースト ……… 13
　90kcal　蛋白質 1.9g　塩分 0.3g

魚料理 ……… 16
　46kcal　蛋白質 6.5g　塩分 0.3g

肉料理 ……… 17
　60kcal　蛋白質 4.4g　塩分 0.2g

寿司粥 ……… 21
　103kcal　蛋白質 0.7g　塩分 0.3g

祭り寿司 ……… 21
　97kcal　蛋白質 3.6g　塩分 0.5g

巻き寿司 ……… 23
　108kcal　蛋白質 3.4g　塩分 0.6g

赤飯 ……… 23
　189kcal　蛋白質 3.9g　塩分 1.7g

オムライス ……… 25
　133kcal　蛋白質 6.1g　塩分 1.3g

マッシュポテト ……… 35
　35kcal　蛋白質 0.7g　塩分 0.1g

鮭のクリームソース ……… 35
　88kcal　蛋白質 7.6g　塩分 0.6g

付け合わせ野菜
（Aの5品20gずつ合計分）……… 37
　121kcal　蛋白質 11.8g　塩分 1.5g

エビフライ（ソースなし）……………… 40
　121kcal　蛋白質 4.9g　塩分 0.5g

トンカツ（ソースなし）………………… 42
　105kcal　蛋白質 6.6g　塩分 0.5g

コロッケ（ソースなし）………………… 44
　117kcal　蛋白質 3.6g　塩分 0.5g

鶏の唐揚げ……………………………… 45
　100kcal　蛋白質 4.8g　塩分 0.4g

炊き合わせ……………………………… 46
　80kcal　蛋白質 5.2g　塩分 1.5g

おでん…………………………………… 49
　156kcal　蛋白質 9.3g　塩分 2.0g

ねり梅…………………………………… 54
　20kcal　蛋白質 0.1g　塩分 0.8g

フルーツ寒……………………………… 54
　27kcal　蛋白質 0.8g　塩分 0g

炒り卵…………………………………… 55
　38kcal　蛋白質 3.1g　塩分 0.3g

ハム……………………………………… 55
　48kcal　蛋白質 4.3g　塩分 0.7g

サラダ A………………………………… 55
　118kcal　蛋白質 4.2g　塩分 0.6g

サラダ B………………………………… 55
　119kcal　蛋白質 4.2g　塩分 0.6g

ウインナー……………………………… 55
　101kcal　蛋白質 3.6g　塩分 0.6g

マカロン（1個分）……………………… 77
　136kcal　蛋白質 1.0g　塩分 0.3g

ギモーヴ………………………………… 78
　27kcal　蛋白質 0.9g　塩分 0.1g

コード 4

かたさ・ばらけやすさ・貼りつきやすさなどのないもの。
箸やスプーンで切れるやわらかさ。

全粥（米、1人分 200g）………………… 11
　284kcal　蛋白質 4.9g　塩分 0g

（飯、1人分 200g）………………… 11
　89kcal　蛋白質 1.5g　塩分 0g

（家族のごはんといっしょに炊くお粥、1人分 65g）………………… 11
　36kcal　蛋白質 0.6g　塩分 0g

うどん…………………………………… 14
　53kcal　蛋白質 1.3g　塩分 0.2g

サンドイッチ…………………………… 24
　124kcal　蛋白質 0.2g　塩分 0.4g

天ぷらうどん…………………………… 27
　218kcal　蛋白質 9.1g　塩分 3.3g

ラーメン………………………………… 28
　218kcal　蛋白質 8.5g　塩分 2.6g

鯵の塩焼き……………………………… 29
　70kcal　蛋白質 8.6g　塩分 0.7g

昆布のオードブル（チーズ、8等分）…… 33
　27kcal　蛋白質 1.5g　塩分 2.1g

昆布のオードブル
（金時豆、8等分）………………………… 33
　17kcal　蛋白質 0.5g　塩分 0.3g

付け合わせ野菜（C）…………………… 37
　83kcal　蛋白質 1.0g　塩分 0g

付け合わせ野菜
（Dの3品100gずつ合計分）…………… 37
　266kcal　蛋白質 4.3g　塩分 0g

カツ丼…………………………………… 43
　213kcal　蛋白質 11.1g　塩分 1.9g

ミートソース・ドリア………………… 47
　106kcal　蛋白質 7.0g　塩分 1.5g

牛丼……………………………………… 50
　106kcal　蛋白質 7.0g　塩分 1.5g

親子丼…………………………………… 51
　78kcal　蛋白質 4.5g　塩分 1.3g

完熟栗かぼちゃのポタージュ………… 53
　66kcal　蛋白質 8.8g　塩分 0.6g

コーンクリームスープ………………… 53
　58kcal　蛋白質 5.7g　塩分 0.6g

みそ汁…………………………………… 54
　51kcal　蛋白質 2.2g　塩分 1.2g

あずきバー……………………………… 68
　38kcal　蛋白質 1.2g　塩分 0.1g

かりんとう……………………………… 69
　54kcal　蛋白質 0.3g　塩分 0.3g

ういろう（白あん）……………………… 70
　72kcal　蛋白質 2.2g　塩分 0.1g

桜の琥珀糖……………………………… 71
　23kcal　蛋白質 0g　塩分 0g

あんぱん………………………………… 73
　101kcal　蛋白質 4.3g　塩分 1.2g

クリームパン…………………………… 73
　179kcal　蛋白質 4.7g　塩分 0.2g

ジャムパン……………………………… 73
　133kcal　蛋白質 1.8g　塩分 0.2g

黒糖ゼリー（寒天）……………………… 75
　71kcal　蛋白質 0.3g　塩分 0.1g

シュークリーム………………………… 79
　163kcal　蛋白質 2.9g　塩分 0.7g

アップルパイ…………………………… 80
　147kcal　蛋白質 2.8g　塩分 1.1g

コードなし

ホワイトソース（240g）………………… 15
　139kcal　蛋白質 3.1g　塩分 2.7g

しょうゆ（215g）………………………… 15
　182kcal　蛋白質 15.4g　塩分 29g

しょうゆの銀あん（83g）……………… 16
　32kcal　蛋白質 1.1g　塩分 1.8g

トマトソース（462g）…………………… 17
　199kcal　蛋白質 4.1g　塩分 2.9g

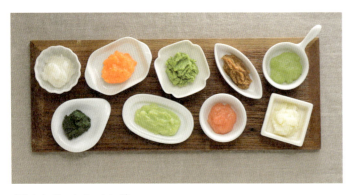

あかいわチームクッキング

赤磐医師会病院を中心としてつくられた嚥下食開発チーム。毎日の食事を、嚥下障害のある人といっしょに食べるための研究を、情熱をもって楽しみながら、日夜続けている。

メンバーは、柚木直子（副院長／内科医）、草谷悦子（管理栄養士）、上山ひさよ（管理栄養士）、勝井美紀（管理栄養士）、伊達愛（管理栄養士）、加賀礼華（栄養士）、上原豊（調理師）、志水香代（パティシエ）。開発したメニューを年2回の研究会で発表し高評価を得ている。講演会や調理実習も行っている。

装丁・本文デザイン	伊藤 昌世
撮影	宮崎 純一
スタイリング	伊藤 美枝子
協力	COOCAN++（クゥカンプラスプラス） 羅臼漁業協同組合

きょうもいっしょに食べよ！
病院の栄養士が考えたおいしい嚥下食レシピ

2015年5月25日発行

あかいわチームクッキング

発行所　ライフサイエンス出版株式会社
　　　　〒103-0024　東京都中央区日本橋小舟町8-1
　　　　Tel 03-3664-7900
　　　　http://www.lifescience.co.jp/

印刷所　株式会社八紘美術

©ライフサイエンス出版　2015
ISBN 978-4-89775-337-9

JCOPY　〈(社)出版者著作権管理機構 委託出版物〉
本書の無断複写は著作権法上での例外を除き禁じられています。
複写される場合は、そのつど事前に(社)出版者著作権管理機構（電話 03-3513-6969、FAX 03-3513-6979、e-mail: info@jcopy.or.jp）の許諾を得てください。